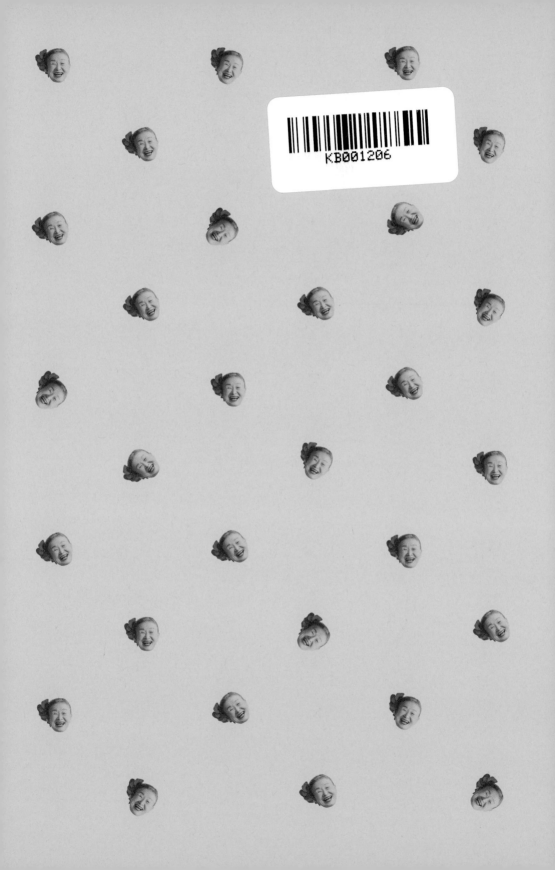

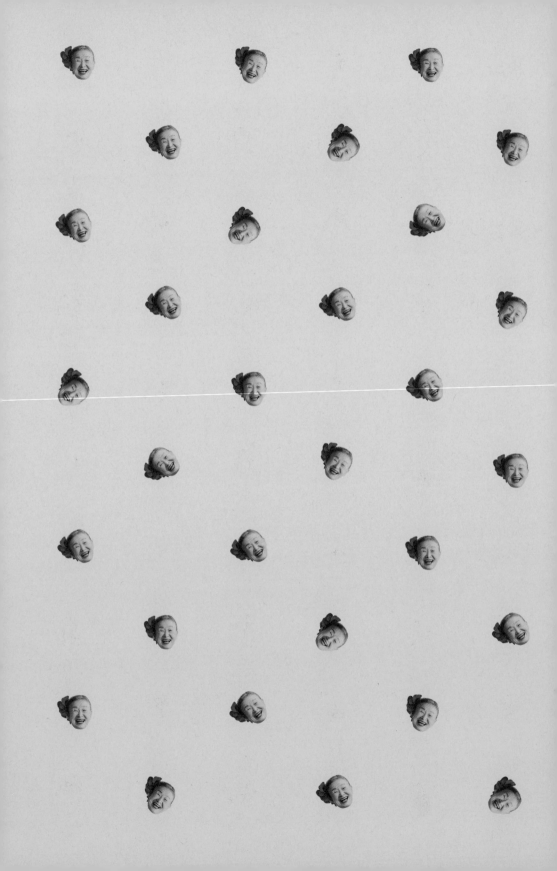

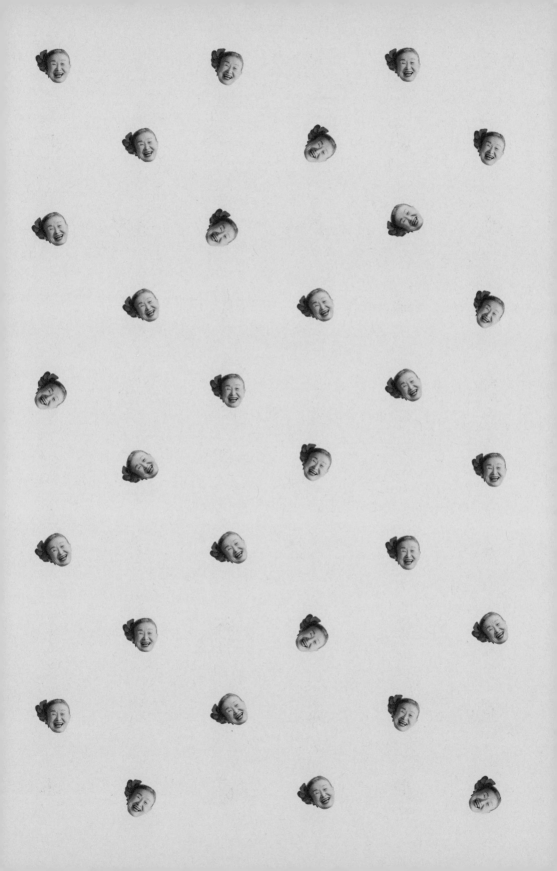

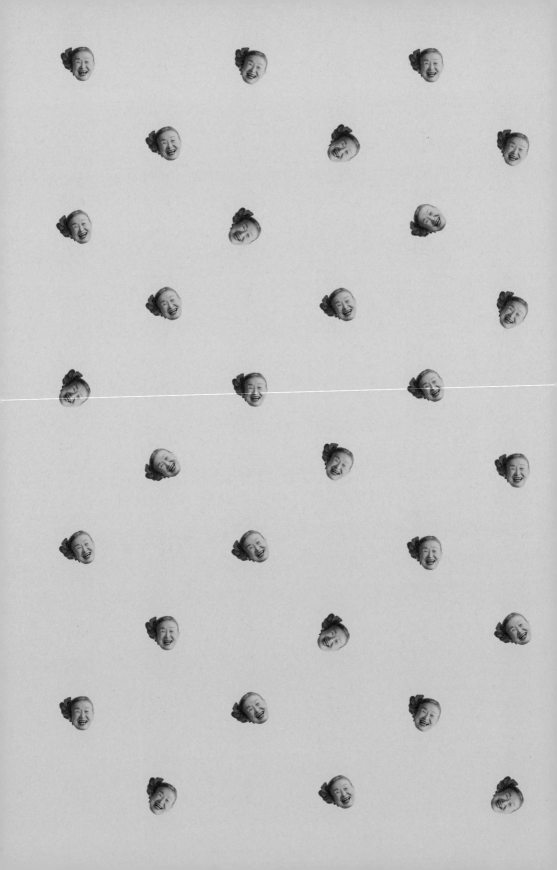

92세 할머니 기적의 근력운동

TAKIMIKA TAISO
by Mika Takishima
Supervised by TOMOHARU NAKAZAWA
©POWER AGING, 2021 Printed in Japan
Korean translation copyright ©2024 by Dasan Books Co., Ltd.
First published in Japan by Sunmark Publishing, Inc.
Korean translation rights arranged with Sunmark Publishing, Inc. through Imprima Korea Agency

일본 최고령 트레이너 할머니의 60부터 시작하는 나이 해방 운동법

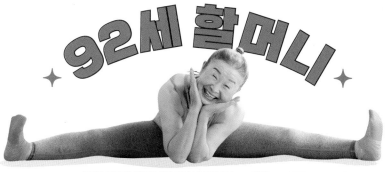

92세 할머니
기적의 근력운동

다키시마 미카 지음 | **김연정** 옮김

다산
라이프

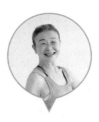
한국 독자 여러분. 반가워요. 저는 이 책을 쓴 다키시마 미카입니다. 일본에서 출간된 책 제목 《다키미카 체조》에 쓰인 '다키미카'라는 단어는 제 이름을 줄여서 부르는 애칭이에요.

이 책이 바다 건너 한국 독자분들과 만난다는 사실에 진심으로 감격스럽습니다.

저를 비롯해 저와 함께하는 멤버들의 꿈은 세계에서 '포기'라는 단어를 없애는 일이랍니다. 그렇기에 한국 독자들이 이 책을 읽어준다는 것만으로도, 꿈에 한 발짝 더 다가선 기분이에요. 정말 기쁘기 그지없습니다.

살면서 우리는 수많은 난관에 부딪힙니다. 때로는 하고 싶었던 일을 어쩔 수 없이 포기하기도 하지요. 나이 탓을 하거나 여건이 되지 않는다는 핑계로 관두자며, 하고 싶었던 일을 시도조차 하지 않은 채 단념할 때도 있습니다.

하지만 저는 믿습니다.

마음이 움직이면 몸도 움직이고,
몸을 움직이면 마음도 움직인다는 것을요.

정말이에요. 가볍게 몸을 움직이는 것만으로도 마음은 움직이기 시작합니다. 평소라면 그냥 포기해 버릴 일도 '한번 도전해 볼까'라는 마음이 생겨요.

이 책에서 소개하는 '나이 해방 체조'는 여러분에게 그런 마음이 들게 하는 계기가 되어줄 겁니다. 책을 읽고 난 뒤 여러분의 마음속에서 무언가가 꿈틀대기 시작하고, 그래서 여러분이 포기하지 않는 인생을 살게 되기를 진심으로 바랍니다.

운동이라는 말만 들어도 벌써 겁이 난다는 독자분도 있겠지

5

요. 하지만 걱정하지 마세요. 이 책을 읽으면 아시겠지만, 저 역시 65살이 되어서야 운동을 처음 시작했으니까요! 첫 시작 이후 운동하는 즐거움에 눈을 뜬 저는 90살이 넘은 지금도 날이 갈수록 몸이 더 튼튼해지고 있습니다. 요즘의 저를 보면 인생 참, 오래 살고 볼 일인 것 같습니다. 그렇지 않나요?

저는 이런 분들께 도움이 되고자 하는 마음으로 이 책을 썼습니다.

- ☑ 운동을 아예 해본 적 없는 사람
- ☑ 이제라도 운동을 조금씩 시도해 보고 싶은 사람
- ☑ 나이를 핑계 삼아 운동을 포기한 사람
- ☑ 죽기 전까지 다른 사람의 도움 없이 두 발로 힘차게 걷고 싶은 사람

한국도 일본과 마찬가지로 평균수명이 80살을 넘어, 100살까지 건강하게 사는 일이 드물지 않은 사회가 되었다고 들었습니다. 그렇다면 우리는 같은 것을 바라고 있을 듯하네요. 여러분도 죽는 날까지 현역으로 살고 싶지 않으신가요? 이 책은 90살이 넘어서도 인생을 늘 현역처럼 팔팔하게 살기 위한 여러 팁과 저의 라이프스타일이 담겨 있어요.

100살까지 건강하게 나이를 먹는 '파워 에이징'. 바로 그러한 삶의 방식을 《92세 할머니 기적의 근력운동》을 통해 한국 독자분들께 알려드리고 싶습니다. 그리고 이러한 저의 마음이 독자들의 마음에 가닿는다면 저자로서 가장 기쁜 일일 것 같아요.

여러분, 모두 파이팅입니다!

2024년 다키시마 미카

스트레칭을 하면서 인사드려
죄송하네요.

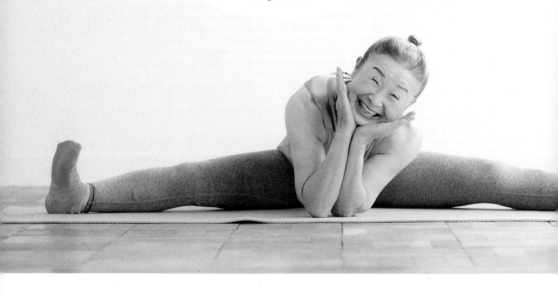

8

안녕하세요. 저는 다키시마 미카라고 합니다. 주위에서는 대개 저를 '다키미카 씨'라고 부르지요. 1931년 1월 15일에 도쿄 남서쪽 가나가와 근방에서 태어나 자랐습니다.

결혼 후에는 약 40년간 전업주부로 지내며 집에서 아이들을 키우고 살림하느라 정신없었어요. 지금은 아이들이 전부 독립해서 남편과 단둘만의 생활을 즐기고 있답니다.

현재 나이 93세. 일본 최고령 트레이너로서 활발히 활동 중입니다.

'마음만 먹으면 누구든지 할 수 있다!'

'나이에 상관없이 언제든 시작할 수 있다!'

이런 생각을 가득 담은 저만의 '나이 해방 체조'를 전국 방방곡곡에 전파하고 있지요.

이렇게 말하면 그럴듯해 보이지만 사실 지도자로 데뷔했을 때 제 나이는 87살이었습니

9

다. 어떻게 보면 꽤 늦게 시작한 셈이죠.

저는 예전부터 운동신경이 좋았느냐는 질문을 자주 받곤 합니다. 그때마다 대답은 항상 똑같습니다. 전혀 그렇지 않아요. 그도 그럴 게 운동이라고 할 만한 것을 처음 경험했던 것이 65살 때였으니까요.

그 전에는 운동이라고 해봤자 아이들을 업고 키웠던 것 정도일 뿐, 본격적인 운동은 아예 해본 적이 없었습니다.

65살의 제가 집에서 과자를 먹고 있던 어느 날, 딸이 불쑥 "엄마, 요즘 살이 좀 찐 거 아니야?"라고 말하더라고요. 그 말을 들은 남편 역시 제 건강을 염려해서인지 곧바로 스포츠센터에 저를 데려갔습니다. 지금 생각해 보면 좀 강압적이었네요. 하지만 그 덕분에 운동의 즐거움에 눈을 뜨게 되었습니다.

최근엔 방송에 출연하거나 잡지에 실리는 기회가 늘었어요. 그걸 본 분들이 '저도 다키미카 씨처럼 될 수 있을까요?'라며 메시지를 보내주시는 경우도 많아요. 코로나19 이후 집에 있는 시

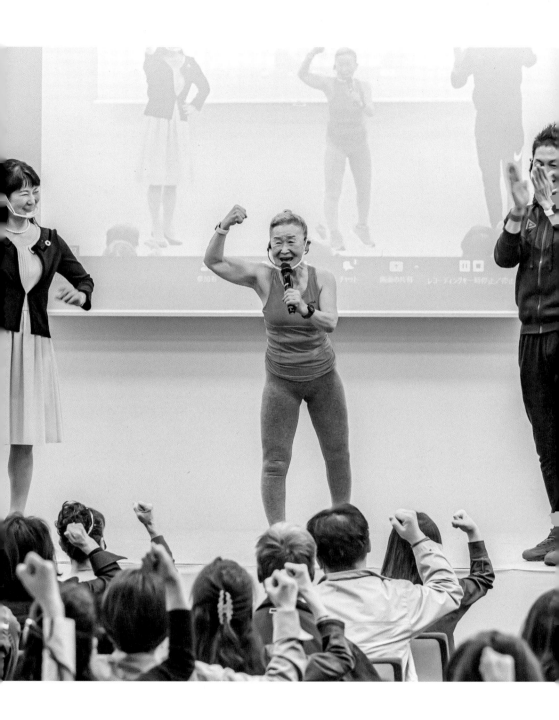

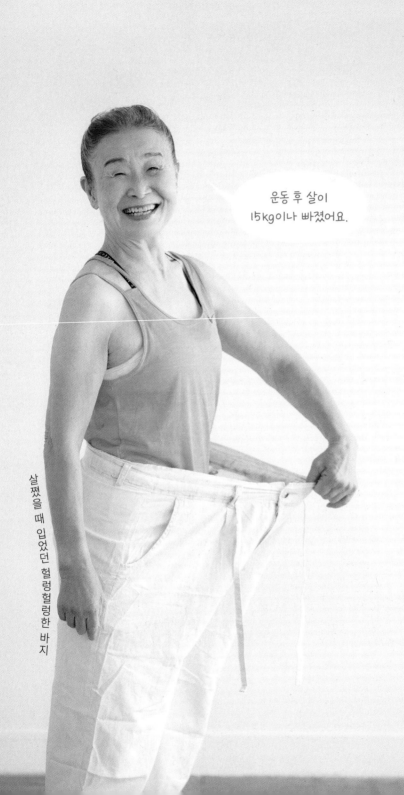

운동 후 살이
15kg이나 빠졌어요.

살쪘을 때 입었던 헐렁헐렁한 바지

간이 늘어나서인지 환갑이나 정년을 맞이한 시니어분들뿐만이 아니라 20대에서 40대인 분들까지 앞으로 건강하게 살 수 있을지에 대한 걱정이 많은 것 같습니다.

그런데 솔직히 말해서 환갑이라고 해도 제 나이에 비하면 서른 살이나 어리기 때문에 90살이 넘은 저에 비하면 그저 아기에 가까워요. 더 젊은 분들은 태어나지도 않은 게 되려나요?(웃음)

그러니 여러분. 당연히 가능합니다. 저처럼 될 수 있는 게 아니라 무조건 저보다 더 나을 거예요.

무언가를 시작하기에 늦은 때란 절대로 없습니다.

지금 시작해도 좋고, 내일 시작해도 좋아요. 이 이야기는 저에게도 해당합니다. 남은 인생에서 지금이 가장 젊을 때니까요. 절대로 포기하시면 안 돼요.

모든 일의 시작은 누구에게나 도전과 같습니다. 그러니 처음 시도하는 것을 두려워하지 않았으면 좋겠어요. 저도 처음엔 아무것도 할 줄 몰랐는걸요.

이것 좀 한번 보시겠어요?

65세   처음으로 스포츠센터에서 운동

70세   처음으로 다리 찢기에 도전 (3년 뒤 성공)

72세   처음으로 수영과 마라톤에 도전

74세   동경하던 훌라댄스를 시작

80세   처음으로 바벨 들기에 도전

87세   헬스 트레이너로 데뷔

88세   난생처음 줄넘기에 도전

89세   태어나 처음으로 인조 속눈썹 붙이기, 스마트폰으로
           SNS에 첫 게시물 올리기, 인생 첫 글로벌 수업 실시

90세   태어나 처음으로 진지하게 노래 연습

작은 일에서부터 큰일까지. 새로운 일에 도전할 땐 늘 심장이
두근거려서 마음마저 젊어지는 기분입니다. 늦은 나이에 도전한
여러 일 중 74살에 시작한 훌라댄스는 제 삶의 낙이 되었어요. 그
리고 지금은 영어를 배우고 싶어져서 자기소개를 영어로 열심히

14

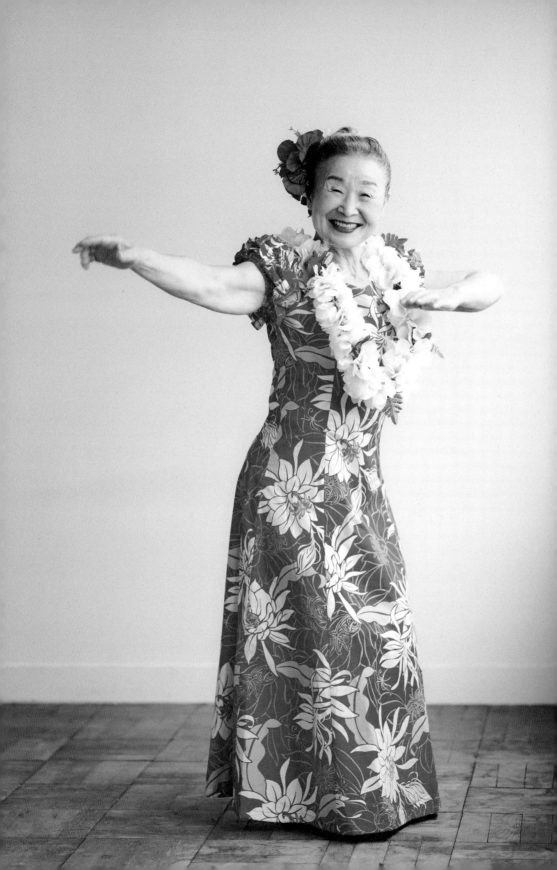

연습 중이랍니다. 언젠가는 해외에서 직접 영어로 수업해 보고 싶어요.

살아 있는 것만으로도
우리는 완벽하다

이런저런 다양한 경험 덕분에 90대에 들어선 지금, 저는 제 역사상 가장 활발히 활동 중입니다. 그러니 딱 한 마디만 하고 싶어요.

나이는 그저 숫자에 불과하답니다.

숫자는 그냥 기호일 뿐이에요. 나이는 당신의 편도 아니며 적도 아니랍니다. 여러분의 가장 큰 지지자는 여러분 자신이니까요.

숫자 따위에 휘둘려서 자신의 한계를 정하지 마세요. 그 대신 나 자신을 좀 더 응원해 주면 어떨까요? 그렇게 하면 분명 여러분은 지금부터 뭐든지 다 할 수 있어요.

2020년 코로나19 바이러스가 전 세계를 강타한 이후 세계 곳곳에서 힘든 일들이 많이 일어났습니다. 지금도 여전히 힘든 시기를 보내는 분들이 있지요. 하지만 이 책을 읽고 있는 여러분이 각자의 자리에서 멀쩡히 살아 있는 것만으로도 저는 이렇게 큰 소리로 말하고 싶어요.

'아직 괜찮아요!'

마음이 꺾일 때도 있고 힘이 나지 않을 때도 있어요. 산다는 게 늘 말처럼 쉽진 않지요. 그런데 말이죠, 저는 꼭 이렇게 말하고 싶어요. 마음이 뚝 꺾였어도 괜찮아요. 포기하지만 않으면 꺾였던 마음은 어느샌가 서서히 다시 바로 설 수 있습니다. 그것도 전보다 더 괜찮은 상태가 되어 여러분을 지지해 줄 거예요.

이렇게 말하면 비웃음을 살지도 모르지만, 제겐 꿈이 하나 있어요. 나이 해방 체조를 전파함으로써 한 사람 한 사람의 마음이 회복되어 전 세계 모든 사람이 '포기'를 모르고 살아갈 수 있도록 돕는 거랍니다.

그러기 위해서는 먼저 여러분이 몸과 마음의 피로를 풀고 건강을 되찾도록 도와드리는 게 우선이겠네요.

마음이 움직이면 몸도 움직입니다.
몸이 움직이면 마음도 움직이지요.

이 책에서 소개하는 나이 해방 체조와 제 이야기가 여러분의 몸과 마음을 조금이라도 건강하게 만들고 움직이게 할 수 있다면 무척 기쁠 것 같습니다.

일본에서, 다키시마 미카

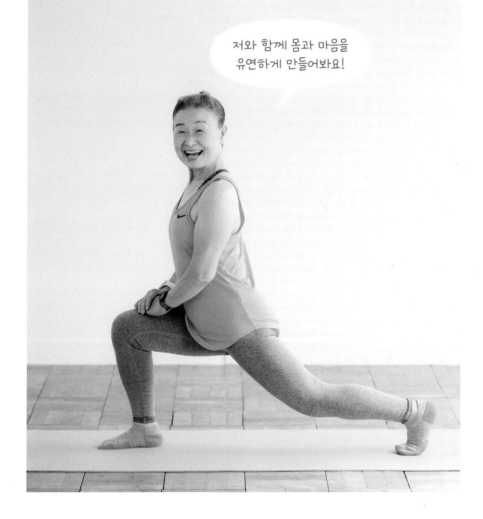

저와 함께 몸과 마음을
유연하게 만들어봐요!

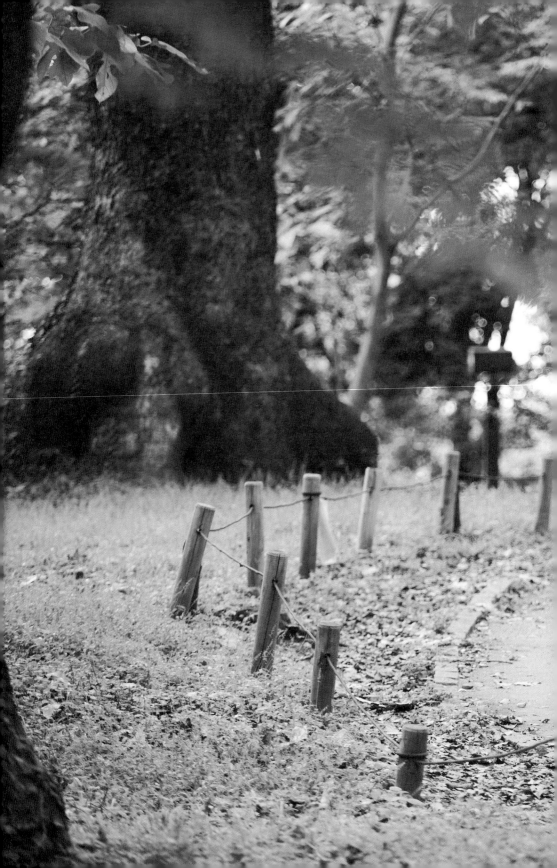

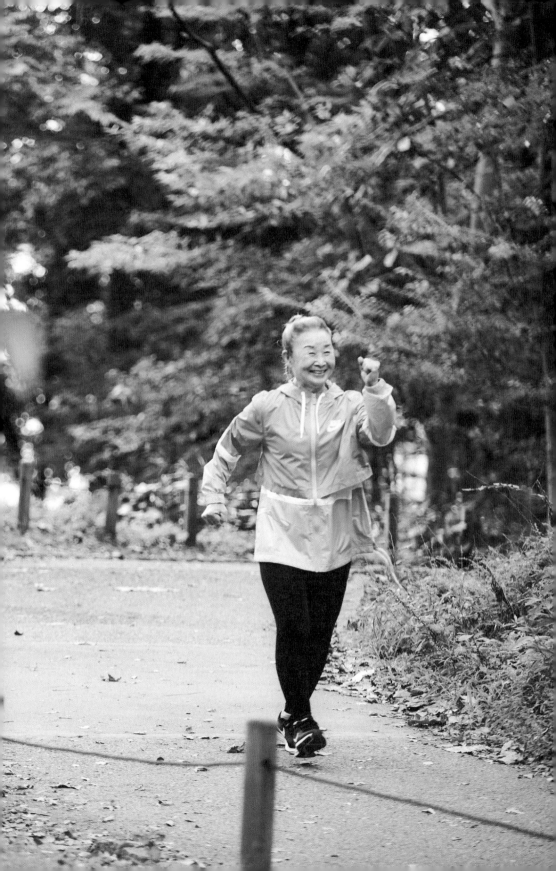

나이 해방 체조란?

나이 해방 체조는

나이에 상관없이 시작할 수 있고

운동을 해본 적이 전혀 없어도

꾸준히 할 수 있는 체조입니다.

나이 해방 체조는 운동을 전혀 하지 않았던 제 경험을 바탕으로, 저의 운동 선생님이자 퍼스널 트레이너인 나카자와 도모하루 선생님과 함께 고안한 운동법입니다. 9살짜리 어린아이부터 저와 같은 세대인 90대 노인까지 누구든지 무리 없이 꾸준히 할 수 있는 체조만을 모아 구성했습니다. (물론 체력이 허락한다면 100세까지도 OK입니다!) 또 아주 작은 움직임으로 최대한의 효과를 낼 수 있도록 온몸 구석구석을 부드럽게 풀어주고 단련해 주는 동작으로만 엄선했습니다.

나이 해방 체조의 콘셉트는 딱 세 가지예요.

1 견갑골, 척추, 고관절 스트레칭
2 체간 근육 단련하기
3 전신에 근력 기르기

보조 기구나 도구도 필요 없어요. 덕분에 거실에서나 바깥에서나, 약간의 자투리 시간만 있으면 언제 어디에서든 혼자 가볍게 할 수 있습니다.

나이 해방 체조의 가장 큰 특징은 간단하고 쉬운 동작이므로 부담 없이 꾸준히 할 수 있다는 것이지요. 하지만 그보다 더 중요한 것은 체조를 하면 할수록 왠지 '새로운 일에 도전하고 싶다!'라는 마음이 생긴다는 거예요.

그도 그럴 게 몸이 변하면 행동 범위가 넓어지고 집중력과 체력은 물론 에너지도 향상되거든요. 그러다 보면 이런저런 새로운 일들에 자연스레 도전하고 싶어질 것입니다.

가볍게 외출하거나, 스포츠를 즐기거나, 누군가에게 먼저 말을 걸어본다거나, 인터넷상에 게시물을 올릴 수도 있어요. 지금까지 살아오면서 어쩌다 보니 포기하게 된 것들이 있어도 '이번 기회에 한번 도전해 볼까?' 하는 마음이 자연스럽게 샘솟을 것입니다.

목표는 100살이 되어도 건강하게 생활할 수 있는 몸과 마음을 만드는 것. 이 책을 읽고 있는 지금, 이 순간부터 나이 해방 체조와 함께 인생의 새로운 챕터를 맞이해 봅시다!

〈나이 해방 체조〉를 시작하기 전에

전혀 운동하지 않았던 분들에게

처음엔 어깨와 무릎, 발목 등에서 뚝뚝하는 소리가 날 수도 있어요. 하지만 통증이 없다면 체조를 계속해도 괜찮습니다. 예전엔 저도 '발목 돌리기'(90쪽)를 할 때 자주 뚝뚝 하는 소리가 났지만 계속하다 보니 그런 소리가 사라졌어요. 본인의 몸 상태를 체크해 가며 조금씩 시도해 주세요.

오래 앉아 있는 분들에게

'오래 앉아 있는 것은 제2의 흡연'이라는 말도 있지요. 현대인은 앉아 있는 시간이 무척 길어서 나도 모르는 새에 신체활동이 부족해진 경우도 많습니다. 30분에 한 번 정도는 일부러 일어나 까치발로 걷기(86쪽) 등 고관절을 풀어주세요.

너무 바빠서 운동할 시간이 없는 분들에게

운동 횟수와 운동량에 너무 신경 쓰지 마세요. 운동 횟수는 어디까지나 목표일 뿐이니까요. 하루에 1분씩 딱 한 가지 동작만으로도 충분합니다. 이렇게 1년간 꾸준히 운동을 지속한다면 여러분의 몸은 물론 마음까지 반드시 바뀔 거예요. 운동 횟수를 채우는 것보다 운동을 매일 꾸준히 하는 것이 더 중요합니다. 1초라도 OK입니다!

입원 중 혹은 요양 중이라 일어서지 못하는 분들이나 그 가족에게

앉은 채로도 할 수 있는 체조를 준비했습니다. 80쪽의 '물걸레 짜기 운동'이나 112쪽의 '무릎 트위스트'를 참고해 포기하지 말고 조금씩 몸을 움직여 보세요. 몸은 움직이지 않으면 시멘트처럼 굳습니다. 하지만 일단 간단한 동작이라도 시작하면 몸이 찰흙처럼 부드러워진답니다.

나이 해방 체조를 미리 경험한 분들이 점점 젊어지고 있습니다!

> 나이 해방 체조 덕분에 삶의 에너지가 생겼어요!

노와타리 도미카 │ 80세. 주부

행사장에서 다키미카 씨를 직접 뵈었을 때는 놀라움의 연속이었습니다! 성큼성큼 걸어오는 걸음걸이와 반듯한 자세, 방긋방긋 웃는 얼굴까지. 탱탱하게 올라온 엉덩이도 만져보라고 하셨는데 근육으로 딴딴했어요. 정말 놀랐다니까요.

예전에는 남편과 함께 걷기 운동을 했지만 얼마 전부터는 그마저도 혼자 하고 있고, 헬스장에서도 같은 나이대인 동지가 거의 없어서 조금 쓸쓸했어요. 하지만 다키미카 씨를 보고 엄청난 용기를 얻고 난 뒤부터 다시 의욕이 불타올랐습니다. 예전에는 스포츠센터에 방문해 수영만 했지만, 요즘엔 운동기구를 사용하여 근력운동을 하거나 나이 해방 체조를 하면서 몸을 더 유연하게 만들고 있습니다!

저도 다키미카 씨처럼 레드 와인을 좋아하는데 꾸준한 운동으로 앞으로도 좋아하는 음식을 마음껏 먹고 싶어요. 저보다 10살이나 많은 좋은 본보기가 되어주는 선배를 만나 정말 다행이에요!

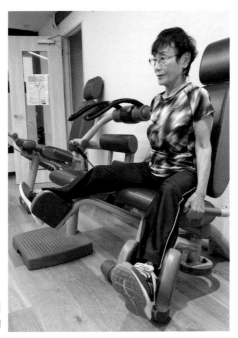

80대에 접어들었지만, 오히려
다리와 허리가 튼튼해지고 있습니다!

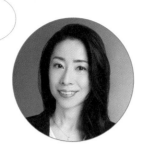

뭉쳐 있던 고관절과
어깨가 확 풀렸어요!

사토 미치코 │ 47세. 노무사

다키미카 씨의 유연함을 조금이라도 닮고 싶어서 사무실의 책상을 전부 스탠딩 형태로 바꿨습니다. 코로나19 이후 앉아 있는 시간이 많아지다 보니 고관절이 딱딱하게 굳어 있었는데 나이 해방 체조와 함께 다시 유연해졌어요!

전기포트도 주전자로 바꿔서 물이 끓는 동안 '까치발 워킹'을 하는 등 일상생활에 나이 해방 체조를 접목하고 있습니다. 또 '물걸레 짜기 체조'나 '소 고양이 자세'를 꾸준히 하다 보니 직업병이라고도 할 수 있는 어깨 결림과 목 근육 뭉침이 눈에 띄게 개선되었습니다.

언제나 해바라기 같은 다키미카 씨의 미소를 떠올리는 것만으로도 '아직 할 수 있어!' '도전해 보자!' 하는 긍정적인 파워가 샘솟아요. 능률도 올라서 일은 물론 일상생활까지 모두 더할 나위 없이 좋습니다!

어깨를 돌릴 수 있다니 그저 감격! 젊어진 기분이에요!

가토 다카유키 | 55세. 회사원

3년 전에 나이 해방 체조를 배우고 눈이 번쩍 뜨였습니다.

과거 아무 문제 없다고 생각했던 견갑골이 알고 보니 전혀 움직일 수 없는 상태였어요. 꿈에도 몰랐지요. 하지만 나이 해방 체조 덕분에 지금은 어깨를 돌릴 수 있게 되었습니다. 게다가 어깨 뭉침도 사라졌습니다! 남자는 대개 무리해서 운동하기 십상인데 100세 시대엔 몸의 유연성을 길러 '자연스럽게 움직이는 몸'을 만드는 것이 가장 중요하다는 사실을 깨달았습니다.

다키미카 씨는 전철 안에서도 식사 중에도 의자 등받이에 기대지 않는다고 하지요. 저도 출근 전철 안에서 허리를 쫙 펴는 다키미카 씨의 습관을 따라 하고 있습니다. 자세를 바르게 하면 그것만으로도 왠지 젊어지는 것만 같아요! 저도 다키미카 씨처럼 90살이 되어서도 한 계단씩 깡충깡충 계단을 뛰어오를 수 있을 정도로 건강하게 나이 들고 싶습니다!

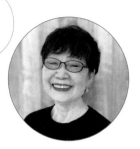

70대에 다시 헬스장에 등록!
힙업에 성공했고,
서예에도 재도전합니다!

도미 요코 │ 70대. 주부

부모님의 병간호를 잇달아 하면서 오랫동안 다녔던 헬스장도 더 이상 다니지 못하는 상황이 되었습니다. 그러자 살이 많이 찌고 체력도 떨어져서 매일 우울한 날들의 연속이었지요. 그때 TV에서 다키미카 씨를 보고 엄청나게 용기를 얻었습니다. 그 덕분에 지금은 새로운 기분으로 다시 헬스장에 다니고 있어요. 아직 잘하지 못하는 운동도 있지만 '꾸준함이 가장 중요하다'라는 다키미카 씨의 말에 기운을 얻어 수영장도 다시 다녀볼 생각이에요.

물론 집에서도 열심히 나이 해방 체조를 하고 있습니다. 그러자 꼴도 보기 싫었던 군살이 빠지고 축 처졌던 엉덩이도 탄탄하게 올라왔지 뭡니까? 이 나이에도 꾸준히 운동하면 체력을 기를 수 있다는 사실을 몸소 실감하고 있어요.

제 인생도 지금부터라고 생각합니다. 예전에 좋아했지만 그만뒀던 서예를 다시 시작해 보고 싶네요.

나이가 들수록 강하고 아름다운 사람이 될 수 있다!

나이 해방 체조와 함께
삶의 활력을 되찾았어요!

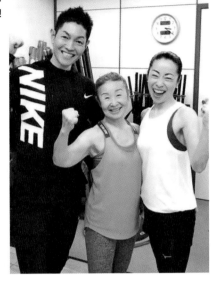

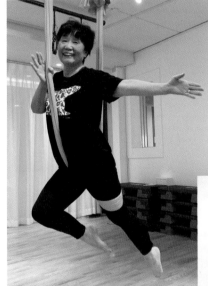

해먹을 이용한 수업이 가장 재밌어요!

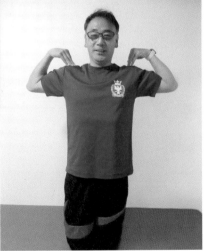

나이 해방 체조 덕분에 어깨를 돌릴 수 있게 되었
습니다!

Contents

1부
나이 해방 체조 시작!

Chapter 1 　진정한 나이 해방을 위한 7가지 습관
; 습관만 바로잡아도 '파워 에이징'할 수 있다

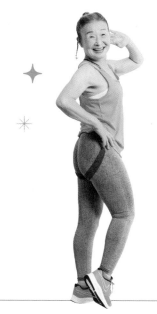

Chapter 2 나이 해방 체조 기본
; 세 곳은 풀고 한 곳은 조이고

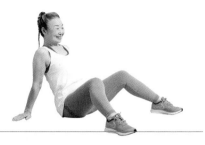

Chapter 3 나이 해방 체조 근력운동
: 4가지 동작으로 몸짱이 되어보자

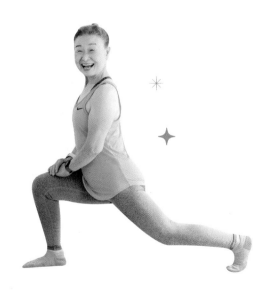

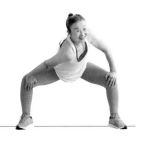

Chapter 4 나의 인생 이야기 65세~90대
: 나이가 들수록 인생의 '전성기'를 맞이한다!

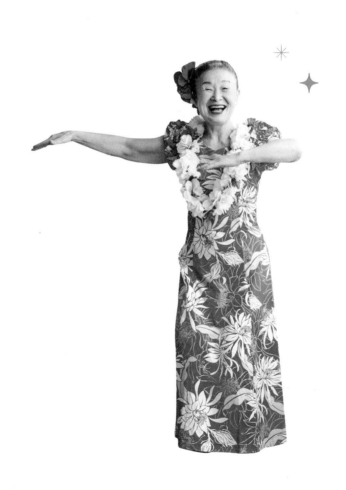

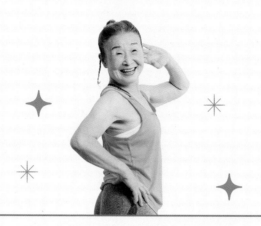

나이 해방
체조 시작!

Chapter 1

♦

진정한 나이 해방을 위한 7가지 습관

: 습관만 바로잡아도 '파워 에이징' 할 수 있다

이제 안티에이징 말고
'파워 에이징'해보는 건 어떨까요?

진정한 '나이 해방'을 위한
7가지 생활 습관을 소개합니다

자, 본격적으로 나이 해방 체조를 시작하기에 앞서 평소에 제가 어떤 점들을 유념하며 생활하는지 알려드릴게요.

이제부터 소개하는 '7가지 생활 습관'은 제가 평소에 무의식적으로 하는 행동들입니다. 곰곰이 생각해 보니 스포츠센터에서 배웠던 운동 동작들의 포인트를 일상생활에 적용한 부분이 많더라고요. 그러니 여러분의 일상에도 쉽게 적용할 만한 습관이 하나 정도는 있지 않을까 싶어요.

42

요즘 저는 '파워 에이징'이라는 말을 입버릇처럼 해요. 다들 '안티에이징'이라는 문구는 익숙하시지요? 그런데 사실 저는 '안티'라는 단어를 별로 좋아하지 않아요. '안티'라는 단어에 담긴 부정적인 의미 때문인지 왠지 제가 수동적인 사람처럼 느껴지더라고요. 무엇보다도 누군가 저한테 더 젊어져야 한다고 억지로 강요하는 느낌이 들어서 괜히 억울하고요!

하지만 저는 나이를 먹으면 먹을수록 몸도 마음도 젊어지고 있습니다. 게다가 요즘은 100세 시대인걸요. 여러분도 나이 들수록 강하고 아름다운 사람이 되고 싶지 않으세요? 그래서 저는 나이 들수록 열심히 성장하자는 의미를 담아서 여러분께 '파워 에이징'을 제안합니다.

그러고 보니 얼마 전에 미국 하버드대학교의 어느 교수님도 이 파워 에이징이라는 구호가 무척 인상적이라고 칭찬하면서 수업 중에 학생들에게 나이 해방 체조의 이모저모를 소개해 주셨답니다. 국적에 상관없이 오래오래 건강하게 살고 싶은 건 매한가지인가 봐요. 여러분도 딱 한 가지 동작이어도 좋으니 부디 나이 해방 체조를 직접 따라 해보세요!

의자 끝에 걸터앉기

의자 깊숙이 앉지 않는 것이 첫째입니다. 무릎을 딱 붙이고 의자 끝에 살짝 걸터앉으면 등 근육이 자연스럽게 쭉 펴집니다. 저는 의자에 앉을 때 절대로 허리를 깊게 파묻지 않습니다. 늘 엉덩이를 조금 걸치는 정도로 앉아요. 집에서는 물론이고 전철 안이나 가벼운 외출 중에도요. 그렇게 하면 등이 굽지 않아요. 추가로 무릎을 딱 붙이면 신기하게도 자세가 좋아집니다. 처음에는 안쪽 허벅지에 힘을 준다는 느낌으로 따라 해보세요. 자세를 바르게 하면 삐딱해진 몸이 바로잡혀서 보여주고 싶지 않은 몸의 여러 결점까지 보완되어 더 날씬해 보입니다.

TMI

너무 편안한 소파를 거실에서 치워보세요. 얼마 전 홈 트레이닝과 온라인 수업을 위해 집 거실을 스튜디오로 개조하면서 집 안의 편한 의자를 거의 없앴더니 자연스레 곧은 자세를 유지하게 되었습니다.

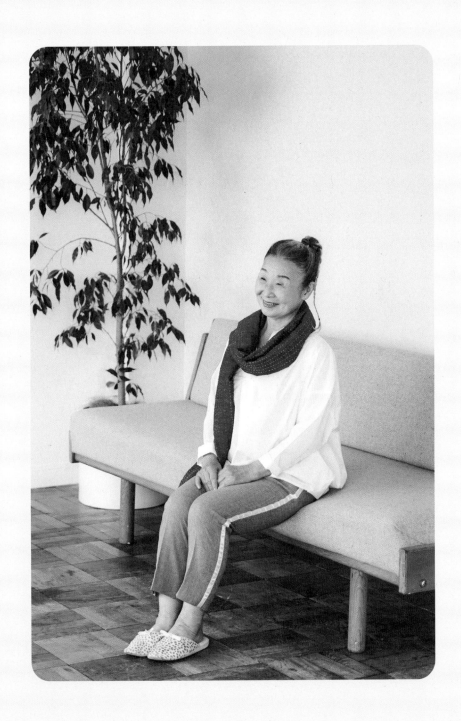

까치발로 서기

방 안에서는 까치발로 서서 지내보세요. 대여섯 걸음을 시작으로 발끝으로 걷다 보면 몇 년 뒤엔 튼튼해진 하반신을 느낄 수 있을 거예요.

저는 집에서 무언가를 할 때 늘 까치발을 하고 있어요. 설거지를 하러 가는 정말 짧은 몇 발자국이라도 괜찮아요. 그것만으로도 종아리 근육이 단단해지고, 체간 근육이 바로잡히며, 균형 감각까지 기를 수 있답니다.

청소나 요리를 할 때도 마찬가지입니다. 며칠이 지나면 어느새 습관이 되어 무의식적으로 까치발로 서 있곤 하더라고요. 그렇게 서 있다 보면 마치 발레리나라도 된 것 같아서 생각보다 꽤 재밌답니다.

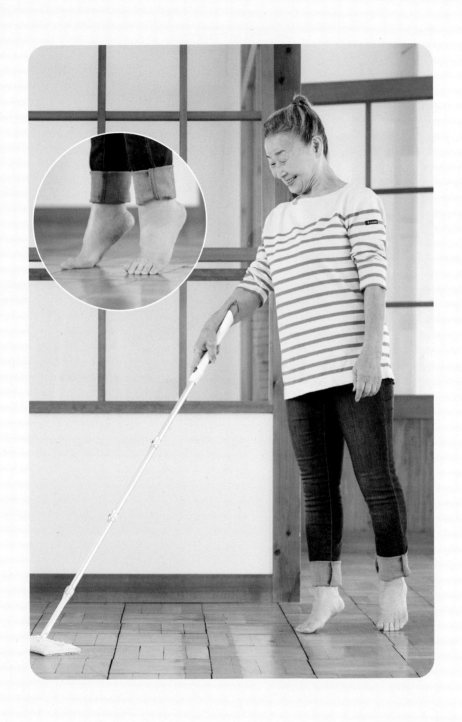

뒤로 걷기

제가 어느 방향으로 걷고 있는지 눈치채셨나요? 저는 하루도 빼지 않고 '뒤로 걷기' 운동을 한답니다.

저는 매일 아침 해가 막 떠오를 무렵에 조깅을 해요. 새벽 4시 경에는 자연스레 눈이 떠지더라고요. 그다음에는 반드시 20분 에서 30분은 '뒤로 걷기'를 하고 있습니다. 뒤로 걷기를 하면 평 소 잘 쓰지 않는 몸의 후면 근육을 자극할 수 있고, 평형감각도 기를 수 있어요. 점점 익숙해지다 보면 보기 싫은 몸의 군살도 없어진답니다.

다만 넘어지지 않도록 조심하세요. 처음에는 공원의 잔디밭 이나 우레탄 트랙처럼 부드러운 땅 위에서 시도하는 것이 좋 습니다.

TMI

걸을 때는 팔을 앞뒤로 크게 내밀면서 걷습니다. 흔들기보다 는 밀어내는 느낌으로요. 견갑골을 움직이기 위해서랍니다.

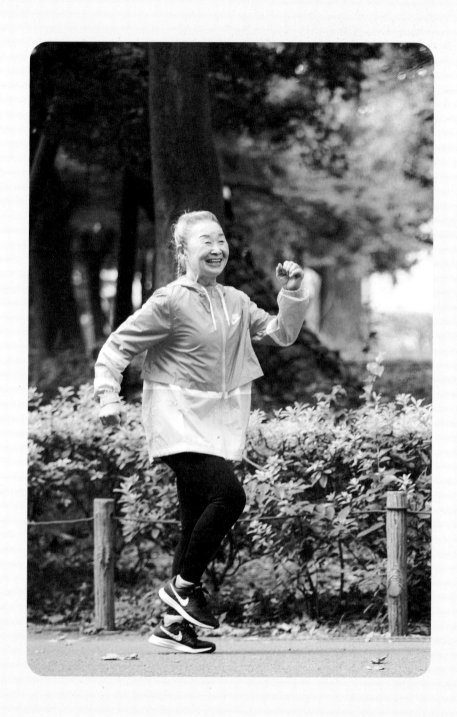

마음껏 먹기

매일 밤 마시는 와인 두 잔과 채소절임이 제겐 최고의 영양제입니다. 저는 먹고 싶은 음식은 가리지 않고 다 먹습니다. 영양은 모두 음식물을 통해 섭취하고 싶어서 영양제 같은 것도 전혀 먹지 않아요.

그중에서도 제가 정말 좋아하는 레드 와인과 채소절임이 매일 밤 영양제 대신 대활약 중입니다. 이 외에도 요구르트, 김치, 낫토 같은 발효식품도 매우 즐겨 먹어요. 덕분에 변비로 고생하는 일은 전혀 없답니다.

사실 라면이나 햄버거, 케이크도 정말 좋아해요! 거기에 찹쌀떡만 있으면 더없이 행복한 인생이지요. 먹은 만큼 몸을 움직이니까 살이 찌지 않는 것이겠지요.

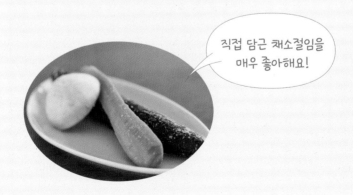

직접 담근 채소절임을 매우 좋아해요!

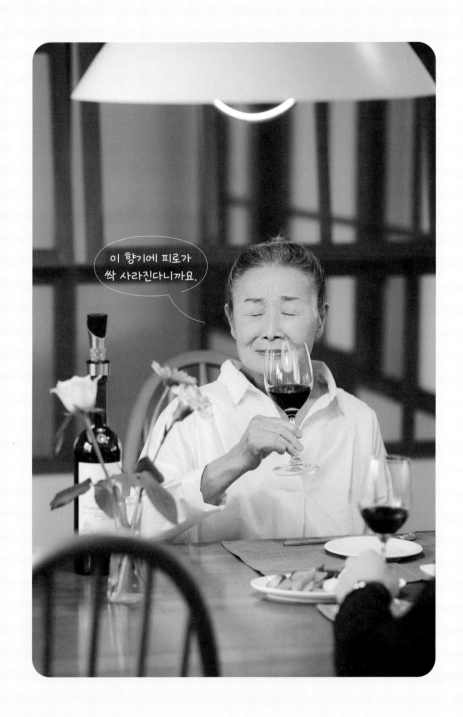

잠들기 전 스트레칭과 심호흡

자기 전에 하는 약간의 스트레칭과 심호흡이 저만의 숙면 꿀팁입니다.

저는 보통 밤 11시에는 잠자리에 듭니다. 잠자기 직전에는 30분 정도 스트레칭을 하며 몸을 유연하게 풀어주세요. 저처럼 평소 강도 높은 운동을 하지 않는 분들이라면 5분이나 10분 정도만 해줘도 충분해요. 스트레칭을 통해 자율신경이 안정되어 숙면할 수 있습니다.

심호흡도 중요해요. 코로 3초간 크게 숨을 들이쉬고 입으로 20초 정도 가늘게 내쉬기만 하면 됩니다. 심호흡 덕분에 깊게 잘 수 있을 뿐만 아니라 폐활량도 늘어난 것 같아요.

TMI

호흡을 20초씩 뱉는 것이 어려워 보이겠지만 걱정하지 마세요. 처음에는 저도 쉽지 않았지만 계속하다 보니 길게 호흡을 내쉴 수 있게 되었습니다.

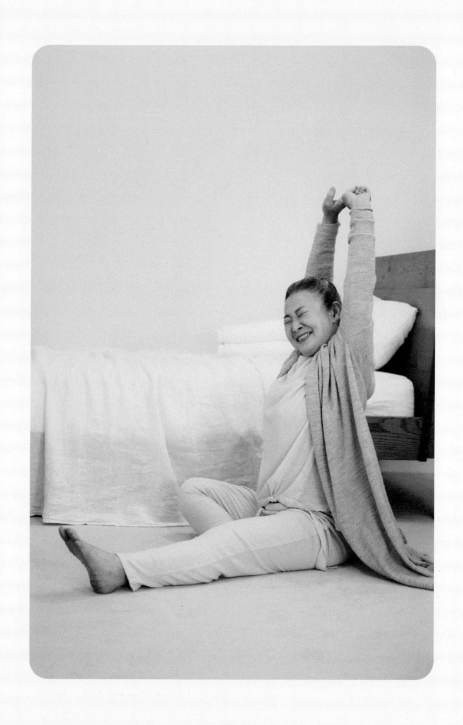

생활 리듬 유지하기

루틴을 철저히. '평소와 같은 행동'은 마음을 건강하게 만드는 스위치입니다. 가령 힘든 일이나 괴로운 일을 겪어도 무언가에 몰두할 수 있는 루틴, 즉 생활 습관이 있다면 기분이 쉽게 나아지고 위축됐던 마음이 다시 생생하게 살아납니다. 저 같은 경우엔 그게 바로 '운동'이에요.

4시에 일어나 조깅을 하러 가고 7시에는 아침 식사를 합니다. 10시에는 스포츠센터에 가서 오후 5시까지 다양한 운동을 하죠. 오후 6시에는 저녁을 먹고 저녁 8시에는 목욕을 합니다. 밤 10시부터 스트레칭을 하고 밤 11시에는 잠자리에 듭니다.

이러한 생활 리듬을 지키는 것만으로도 365일 웃는 얼굴로 지낼 수 있습니다. 여러분만의 생활 리듬을 만들어보세요.

TMI

아침 점심 저녁, 하루 세 번 하는 '양치질'도 루틴 중 하나예요. 저는 아침과 저녁엔 전동 칫솔로 이를 닦고 점심에는 일반 칫솔에 치약을 안 묻히고 그냥 양치하는데요. 그 덕분인지 지금도 전부 다 제 치아예요.

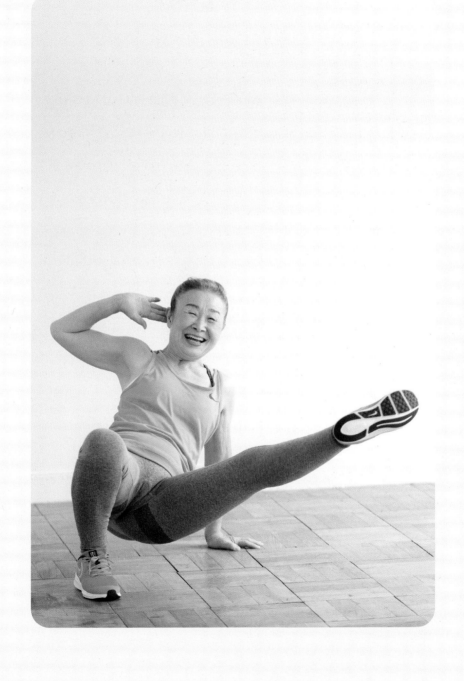

도전을 두려워 말기

스마트폰 사용법도 영어도 처음 배우기 시작한 것은 89살 때예요. 새로운 경험 덕분인지 매년 젊어지는 기분입니다.

저는 늘 새로운 일에 도전하고 싶습니다. 얼마 전부터는 스마트폰으로 인스타그램과 페이스북을 시작했어요. 모르는 것투성이지만 전 세계에 새 친구가 늘어나는 것은 멋진 일이지요. 온라인 수업을 하는 방법도 배웠어요.

지금은 영어도 공부 중이에요. 아직 자기소개 정도만 겨우 말하는 수준이지만 더 노력해서 언젠가 해외에서도 수업을 할 수 있으면 좋겠어요.

TMI

얼마 전에는 독일 분들을 대상으로 수업을 진행했어요. 물론 통역해 주시는 분이 계셨지만 저의 첫 해외 진출 활동으로 봐도 무방하겠지요?

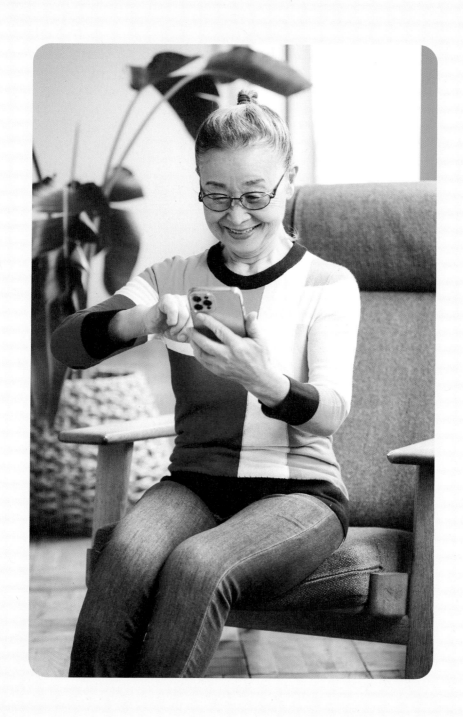

나이가 들어도, 잠시 마음이 꺾여도
어깨에 힘을 빼고
가벼운 마음으로 시작합니다!

나이가 들어도 '예뻐지고 싶어!'
스킨로션보다 더 효과 좋은 화장품, '땀'

제가 아직 헬스 수강생이었을 때, 제 선생님이기도 한 나카자와 도모하루 트레이너에게 "영화 속 주인공들처럼 탱탱하고 탄력 있는 엉덩이가 갖고 싶어요!"라고 상담했던 적이 있습니다. 운동을 계속하면서 어느 정도 체력에 자신이 붙자 이런저런 욕심이 생기더라고요.

'몸이 더 예뻐지면 좋겠어!'

'좀 더 아름다운 여자가 되고 싶어!'

여자로서 이런 생각이 드는 건 자연스러운 일이 아닐까요? 누구나 나이에 상관없이 '아름다워지고 싶다'는 욕구가 있으니까요. 부끄럽다고 생각하지 말고 우리 함께 예뻐져요!

참고로 저는 꾸준히 운동을 지속하고 노력한 결과 탄탄한 엉덩이를 얻게 되었답니다. 그 덕분에 지금은 제 몸에서 가장 자신 있는 부위가 엉덩이예요. 저의 노력으로 만든 자랑스러운 매력 포인트이기 때문에 100살까지 이 엉덩이를 유지하는 것이 목표입니다.

그러고 보니 화장품은 무얼 쓰냐는 질문도 무척 많이 받았어요. 그런데 이것 참, 죄송해서 어쩌죠? 평소에 전 화장을 거의 안 한답니다. 책이나 잡지에 소개되거나 방송에 출연할 때 전문가의 손길을 빌려 메이크업을 받는 것을 제외하고 말이지요. 얼마 전 제 나이가 89살이 되었을 때 난생처음 인조 속눈썹을 붙이게 돼서 무척 들뜬 기억이 나네요.

게다가 화장뿐만이 아니라 피부 관리도 여러분이 참고하실 만한 것은 아무것도 하지 않고 있어요. 목욕할 때도 비누 하나로 얼굴과 몸을 싹싹 닦을 뿐이거든요. 그런데도 피부 나이를 측정해 봤더니 실제 나이보다 30살 정도 어리다는 결과를 받았어요. 아마 운동하며 흘린 땀이 스킨로션보다 더 효과가 있었던 것 같습니다.

이 외에 제가 매일 지키는 루틴을 잠깐 소개해 보자면, 저는 매일 물을 많이 마시고, 좋아하는 음식을 먹고, 그만큼 움직여서 땀을 흘리려 노력하고 있어요. 틈틈이 스트레칭도 빼먹지 않고 하고요. 목욕도 꼬박꼬박 합니다. 여기에 더해 낮에 운동을 하니 밤에는 저절로 새근새근 잠이 오고 화장실도 편안히 잘 가게 됩니다. 이런 생활 습관이 자리 잡고 나면 여러분도 어느새 자연스럽게 아름다운 어른이 되어 있을 거예요.

'운동하고 싶지 않아!' 처음으로 마음이 꺾였던 날

하지만 저 역시 몇 번이고 실패를 경험했습니다. 그러니 잘난 척하며 이런 말 할 처지는 아니에요.

딸이 살고 있는 인도네시아의 섬 발리에 방문했을 때예요. 말 그대로 뱃살이 출렁댈 정도로 순식간에 뚱뚱해지고 말았거든요. "엄마도 한번 놀러 오세요"라는 딸의 초대에 처음으로 해외에서 장기간 체류하게 되었는데, 발리에서의 생활이 너무나 즐거웠던 나머지 그만 운동도 하지 않고 폭음과 폭식을 반복하는 무질서한 생활이 이어졌습니다.

아니나 다를까, 3개월 뒤 일본으로 돌아왔을 때는 체중이 9kg 이나 늘었고, 몸은 유연함을 찾을 수 없을 정도로 딱딱하게 굳어 있었습니다. 저의 개인 운동 선생님인 나카자와 선생님은 지금 도 야단치듯 당시의 제 모습을 이렇게 표현하곤 해요.

"그때는 정말 내가 아는 그 다키시마 씨가 맞나, 하고 제 눈을 의심했다니까요. 발리에서 돌아온 다키시마 씨는 전혀 딴사람이 되어 있었습니다. 체형만의 문제가 아니었어요. 운동을 하면서 처음으로 '선생님, 무리예요'라든가 '더는 못 해요'라는 약한 소 리를 하며 운동을 포기했으니까요. 말 그대로 몸과 마음이 다른 사람이 되어 있었습니다. 몸을 움직이지 않으면 마음마저 움직 이지 않게 된다는 사실을 깨닫게 만든 일이었어요."

당시 제 상태를 떠올리면 지금도 얼굴이 빨갛게 달아오를 정도 로 부끄럽습니다. 하지만 누구든 맘처럼 잘 안 되는 순간은 있기 마련입니다. 그러니 여러분도 어깨에 힘을 빼고 가벼운 마음으로 시도해 주세요. 중요한 건 다소 살이 쪘더라도 할 수 없다는 생각 을 하지 않고 끝까지 운동을 포기하지 않는 것이랍니다.

땋은 머리와 훌라댄스

제 트레이드 마크가 '땋은 머리'가 된 데에는 특별한 이유가 있습니다. 운동과 더불어 또 하나의 취미인 훌라댄스를 꾸준히 하고 싶기 때문이에요.

74살이라는 나이에 처음으로 훌라댄스를 접한 뒤, 훌라댄스는 제 인생에서 빼놓을 수 없는 존재가 되었습니다. 지금도 도시의 이곳저곳을 누비며 기회가 될 때마다 각종 무대에 올라 관객들 앞에서 춤을 추곤 합니다.

훌라댄스의 세계에서는 머리카락에 '신비로운 힘'이 깃든다고 여겨요. 그래서 무대에서는 반드시 긴 머리를 해야 한다는 규칙이 있습니다. 그런데 저는 운동을 할 때 긴 머리가 무척 걸리적거리더라고요. 그래서 훌라댄스와 운동을 병행하기 위한 저만의 특단의 조치로 땋은 머리를 선택했어요! 이후 계속 땋은 머리를 고수하고 있는 거랍니다.

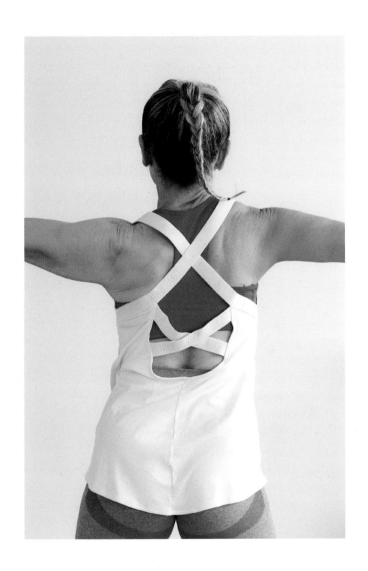

Chapter 2

✦

나이 해방 체조

기본

; 세 곳은 풀고 한 곳은 조이고

단 세 곳을 늘리는 것만으로도
온몸이 유연해진다!

가동범위를 늘리는 것이 핵심!

나이 해방 체조는 100살이 되어서도 자유자재로 움직일 수 있는 몸을 만드는 체조입니다.

우리의 수명은 날로 늘어나서 일본의 평균수명은 90살에 가까워지고 있습니다. 물론 그 사실 자체는 좋은 일이에요. 하지만 다른 한편으로는 신체적으로나 정신적으로 아픈 곳 없이 건강하게 생활할 수 있는 '건강수명'이 줄어들고 있다는 것도 사실이지요. 이는 최근 사회 문제로 떠오르고 있기도 합니다.

건강수명이 줄어들면 어떤 일이 벌어질까요? 젊은 시절 최선을 다해 생활하고 나이가 들어 풍요롭고 여유롭게 보내야 할 인생 후반부인데, 건강하지 못한 신체로 인해 다른 사람의 도움을 받으며 살아가야 할지도 모릅니다. 한 연구에 따르면 남성은 약 9년, 여성은 약 12년 정도 '인생 후반전'에 다른 사람의 간호나 지원이 필요해진다고 해요. 그 누구도 이런 상황을 바라지 않을 겁니다. 죽기 전까지 불편함 없이 내 힘으로 건강하게 노년을 보내기를 바라죠.

그래서 저는 나이 해방 체조를 통해 여러분의 건강수명을 늘려서 온전히 나의 힘으로, 다른 사람의 도움 없이, 오래오래 스스로 걸을 수 있도록 도우려 합니다. 9살 어린아이부터 90살 노인까지 무리 없이 따라 할 수 있는 동작으로만 구성했으니 부디 습관처럼 따라 해주세요. 자, 그럼 실제로 어떤 것을 하는지 알려드릴게요.

우선 다음의 세 부위의 가동범위를 늘려주시면 됩니다.

1 견갑골

2 척추

3 고관절

각각의 부위에 대해서 한 번은 들어보셨지요? 하지만 평소에 이 부위를 집중해 적극적으로 운동하며 '가동범위를 늘리는' 시도를 해본 적은 아마 그리 많지 않을 거예요. 당연합니다. 왜냐하면 견갑골, 척추, 고관절은 모두 우리 몸 안 깊숙이 자리 잡고 있어 평소에는 의식하기가 어렵거든요.

반대로 말하면, 그렇기에 나도 모르는 새에 돌처럼 딱딱하게 굳어 버리기 쉬운 부위이기도 해요. '몸이 굳었다'는 것이 단순한 표현이 아닌 진짜 나의 몸의 상태라면 어떤 증상이 나타나는지 생각해 본 적 있으신가요? 그 증상들은 다음과 같습니다.

☑ 동작이 불편해진다.

☑ 다치기 쉽다.

☑ 쉽게 피곤해진다.

☑ 몸의 대사량과 혈액순환이 나빠져서 쉽게 살이 찐다.

☑ 어깨 결림과 허리 통증 등의 문제가 늘어난다.

이뿐만이 아니에요. 호흡과 면역 등 우리 몸에서 지극히 당연하게 활동하는 기능도 저하됩니다.

또, 쉽게 넘어지는 체질로 바뀌기도 하지요. 특히 시니어에게 낙상사고는 가장 피하고 싶은 일 중 하나입니다. 가벼운 골절만

입어도 활동을 하기 어렵고, 그러다 보면 집에 틀어박혀서 누워만 있는 신세가 되기 쉽기 때문이에요. 최근 코로나19가 기승을 부려 외부 활동을 전혀 할 수 없는 상황일 때에는 젊은 사람들 중에도 체력과 근력이 떨어진 사람도 많고, 길에서 발이 걸려 넘어지는 사람도 확연히 늘어났습니다.

즉, 나이와 관계없이 모든 사람이 건강하게 살기 위해서는 신체의 가동범위를 넓혀야 합니다. 우선 견갑골·척추·고관절 이 세 부위의 가동범위가 얼마나 중요한지 이해하고 가동범위를 늘려 건강이 좋아질 수 있다고 상상하는 것부터 시작해 봅시다.

참고로 몸이 경직되는 원인을 나이가 들어서라고 생각하기 쉬운데요. 과연 정말 그럴까요?

만약 그 말이 사실이라면 90대인 저 같은 사람은 몸이 엄청 뻣뻣하게 굳어 있어야 할 거예요. 하지만 예전에는 상상조차 하지 못했던 '180도로 다리 찢기'도 지금은 식은 죽 먹기랍니다. 70살이 되었을 때부터 무리하지 않고 조금씩 연습했더니 3년 뒤 드디어 다리를 180도로 찢을 수 있게 되었습니다. 그러니 포기하지 않고 훈련을 거듭하면 누구든지 신체의 가동범위를 넓힐 수 있습니다. 제가 바로 그 증거예요. 몸의 가동범위는 넓힐수록 좋고, 유연성은 있는 편이 좋지요.

물론 사람마다 선천적으로 가지고 태어나는 골격과 몸의 구조가 다르므로 각자 무리가 되지 않는 선에서 운동을 해도 충분합니다.

한 가지 더 중요한 사실은 견갑골과 척추, 고관절의 가동범위를 넓히면 몸 전체의 유연성이 확 올라간다는 거예요. 그 이유는 이 세 부위가 몸의 코어 근육(중심부의 근육군)을 담당하기 때문입니다. 코어 근육이란 뒤에서 소개하는 체간 트레이닝의 '체간'에 해당하므로 잊지 말고 기억해 주세요.

이 세 부위 모두 몸의 자세는 물론 전반적인 몸 상태에 직접적인 영향을 미치기 때문에 부드럽게 풀어준다면 온몸에 긍정적인 영향을 미칩니다. 반대로 이 부위가 경직되면 몸 전체에 안 좋은 영향을 끼치게 됩니다. 그러니 견갑골·척추·고관절 세 부위의 유연성을 기르고 가동범위를 늘리기를 게을리하지 말고 꾸준히 노력해 주세요!

1분이라도 좋으니 매일 꾸준히 운동하기

그건 그렇고, 제 경험상 정말 중요한 사실 한 가지를 말씀드릴게요. 저 역시 오랜 기간 스포츠센터를 다녀봤기 때문에 운동을 꾸준히 하기 어려운 이유를 누구보다 잘 알고 있습니다. 하지만 진실을 하나 말씀드릴까요? 그건 여러분이 무의식적으로 이렇게 생각하고 있기 때문이에요.

'운동이라 함은 1시간 정도는 꾸준히 해야 진짜라고 할 수 있지!'

아닙니다. 절대로 그렇지 않아요! 이렇게 무리한 목표를 세우는 것이 꾸준하고 규칙적인 운동을 방해하는 가장 큰 원인입니다. 운동을 도중에 그만둔 회원을 많이 봐왔기 때문에 저는 그 사실을 누구보다도 잘 알고 있어요.

사정이 없는 사람은 없습니다. 운동하지 못하는 날도, 왠지 하고 싶지 않은 날도 있지요. 그럴 때 '아, 결국 운동을 못 했어!'라며 자기혐오에 빠진다면 오히려 정신 건강에 좋지 않아요. 오히려 운동을 하지 않을 때보다 더 나쁜 상황이지 않을까요?

그러니 단 1분이라도 스트레칭을 하며 몸을 움직이세요. 그러고 '이런 날에도 나이 해방 체조를 했어!'라고 생각하면 됩니다.

'1분이라도 OK'가 나이 해방 체조의 규칙입니다. 그렇게 언제나 마음을 건강하게 유지해 봐요. 포기하면 안 됩니다!

'체간'을 강화하면

온몸이 효율적으로 움직인다!

건강을 위한 숨은 열쇠, 체간

나이 해방 체조를 하며 견갑골·척추·고관절의 가동범위를 넓히는 것과 동시에 해주었으면 하는 운동이 있습니다. 바로 '체간 트레이닝'입니다.

'체간'은 근육뿐 아니라 골격과 관절까지 포함한 우리 몸의 중심부를 지탱하는 축을 가리킵니다. 땅 위에 우뚝 솟은 나무가 탄탄한 몸통으로 나뭇가지를 떠받치는 것처럼 인간의 몸도 체간이 몸 전체를 지탱하여 유지하는 것이지요. 그러므로 온몸의 기능을 효율적으로 사용하기 위해서는 반드시 체간을 강화해야 해요.

체간이 튼튼하면 우리 몸의 말단인 손과 발도 제대로 힘을 발휘할 수 있고, 균형 잡힌 바른 자세를 쉽게 유지할 수 있습니다. 또한 움직임이 안정되기 때문에 평소에 쉽게 다치거나 넘어지는 것을 방지할 수 있습니다.

체간 단련의 장점은 정말로 셀 수 없이 많아요. 아래 몇 가지 구체적인 예를 소개합니다.

☑ 전철 안에서 비틀거리지 않는다.

　→ 안정적인 자세를 유지할 수 있다.

☑ 무거운 짐을 가뿐히 든다.

　→ 힘을 내기 쉬워진다.

☑ 어깨 결림과 요통, 두통이 경감된다.

　→ 몸의 뒤틀림이 개선된다.

☑ 숨이 덜 찬다.

　→ 운동 효율이 높아지고 피로를 덜 느끼게 된다.

☑ 과식, 소화불량, 변비 등이 개선될 가능성이 있다.

　→ 복근 강화로 내장 기능이 개선된다.

☑ 다이어트에 성공한다.

　→ 근육량이 늘어서 기초대사량이 올라간다.

실은 저도 스포츠센터에 다니기 시작하고 처음 몇 년 동안은 체간을 단련한다는 생각을 하지 못했어요. 그런 개념조차 없었다는 게 맞겠네요. 그저 요가 수업에서 한쪽 발로 서는 자세를 취하려 할 때마다 계속 몸이 휘청거려서 좀처럼 자세를 취하지 못하는 게 막연히 운동량이 부족해서라고 생각했지요. 그런데 퍼스널 트레이닝을 시작하고 난 뒤 선생님으로부터 이런 말을 들었습니다.

"그건 체간이 약해서 그런 거예요."

운동을 몇 년이나 꾸준히 해왔기에 그 말은 가히 충격이었습니다. 그만큼 체간의 힘은 제대로 의식하며 단련해야 기를 수 있다는 말이기도 합니다.

체간을 단련하고 난 뒤에는 요가 자세는 물론이고 지금까지 중심이 잘 잡히지 않아서 성공하지 못했던 여러 운동 자세를 모두 잘 해낼 수 있게 되었습니다.

'운동 같은 건 평생 해본 적도 없어요.' 이런 분도 문제없습니다. 누구나 쉽게 할 수 있는 체간 트레이닝을 준비했으니 어깨에 힘을 빼고 가벼운 마음으로 도전해 보세요.

'근력운동'까지 하면

'노화'를 반드시 물리칠 수 있다!

빵빵한 근육이 곧 빵빵한 연금이다

또 하나 기억해야 할 것이 있습니다. 바로 '근력운동'입니다. 나이를 먹을수록 근육량은 줄어드는 게 당연하지요. 하지만 근력운동을 꾸준히 하면 나이가 들어도 근육량을 늘릴 수 있습니다.

실제로 한 실험에서 고령자를 대상으로 주 2회, 한 시간 정도 운동을 시킨 결과, 운동을 한 지 단 1년 만에 근육량이 5.5퍼센트나 증가하는 결과를 얻었다고 해요. 저는 이 연구 결과를 신뢰해도 좋을 것 같습니다. 제가 바로 그 증거이기 때문이지요! 저는 65살부터 운동을 시작했지만 그때보다 90살이 된 지금이 훨씬 더 움직임도 자유롭고 편안하다고 느낍니다.

근육량이 늘어나면 활동량 부족이나 로코모티브 증후군(운동 기능저하증-역주)에 걸릴 걱정도 없어요. 저는 '나이가 드는 것'과 '노화'는 별개의 문제라고 생각합니다. 나이가 드는 것은 자연의 섭리로서 누구에게나 공평하게 찾아옵니다. 하지만 노화는 인간 스스로가 초래하는 것이지요.

'이제 나도 늙었으니까.'

'이 나이 먹고 무슨......'

이런 부정적인 생각을 하며 무언가를 포기하는 일에서부터 노화는 시작됩니다.

반대로 생각하면 내 손으로 '노화'를 예방할 수 있다는 의미이기도 해요. 바로 이것이 여러분에게 '나이 해방 체조'를 권하는 이유입니다. 나이 해방 체조와 함께라면 로코모티브 증후군이나 나이를 먹어 약해진 몸을 걱정할 필요가 없어요. 그런 걱정일랑 시간 낭비일 뿐, 일단 접어두고 부디 저와 함께 1초라도 더 많이 운동합시다!

단, 처음부터 너무 무리하지는 마세요. 운동을 멀리했던 분이라면 우선 지금부터 '기본 편'만이라도 좋으니 매일 꾸준히 운동해 봅시다. 그다음 '나는 더 할 수 있어!'라는 생각이 드는 분은 뒤

이어 소개할 '근력운동 편'까지 도전해 보세요.

'기본 동작 편'과 '근력운동 편'을 모두 꾸준히 따라 한다면 여러분은 분명 지금보다 훨씬 더 가벼워진 몸과 마음으로 앞으로의 인생을 마음껏 즐길 수 있을 거예요!

Chapter 2. 기본 동작

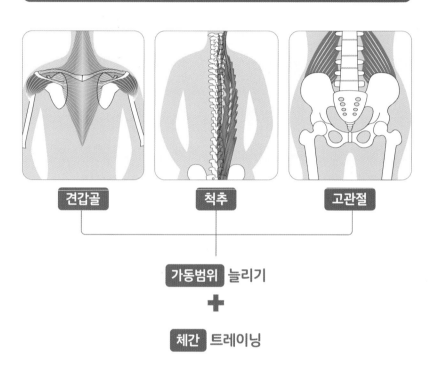

견갑골　　척추　　고관절

가동범위 늘리기

+

체간 트레이닝

Chapter 3. 근력운동

근력 트레이닝

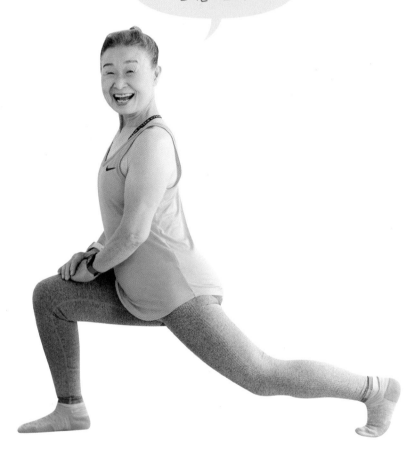

기본 동작
1

견갑골 스트레칭
물걸레 짜기 운동

운동량
좌우 교대로
10회×1세트

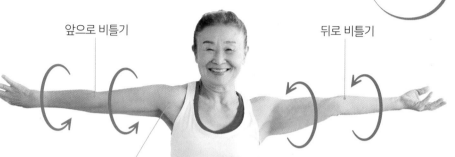

앞으로 비틀기

뒤로 비틀기

어깨를 앞으로
확 내밀기

앉아서도 OK!

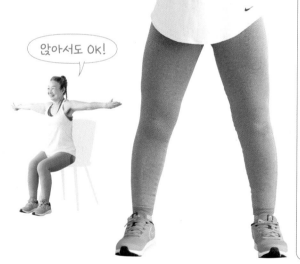

이렇게 하면 운동 효과 UP

견갑골을 빙빙 돌린다는
느낌으로!
견갑골은 여섯 방향으로 움직
일 수 있어요. 그러니 360도 회
전시킨다는 느낌으로 강하게
어깨를 돌려요. 어깨를 앞으로
많이 내밀수록 견갑골이 크게
움직입니다.

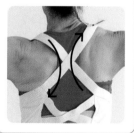

1 오른손을 앞으로, 왼손을 뒤로 비틀기

양손을 서로 반대 방향으로 비틉니다. 오른손 엄지손가락이 바닥을 향
할 때, 오른쪽 어깨를 앞으로 내밀어 견갑골을 움직여 주세요.

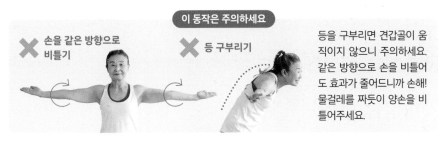

✖ 손을 같은 방향으로 비틀기

✖ 등 구부리기

등을 구부리면 견갑골이 움직이지 않으니 주의하세요. 같은 방향으로 손을 비틀어도 효과가 줄어드니까 손해! 물걸레를 짜듯이 양손을 비틀어주세요.

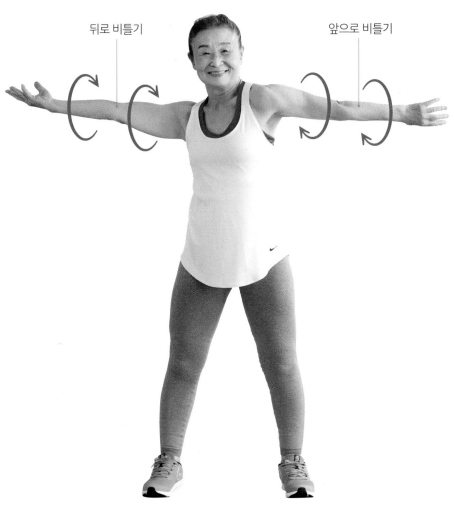

뒤로 비틀기

앞으로 비틀기

2 왼손을 앞으로, 오른손을 뒤로 비틀기

1번 동작과 반대 방향으로 양손을 서로 비틀어요. 어깨가 아픈 분들은 팔의 높이를 조금 낮추어도 좋아요.

척추를 더 유연하게
소 고양이 자세

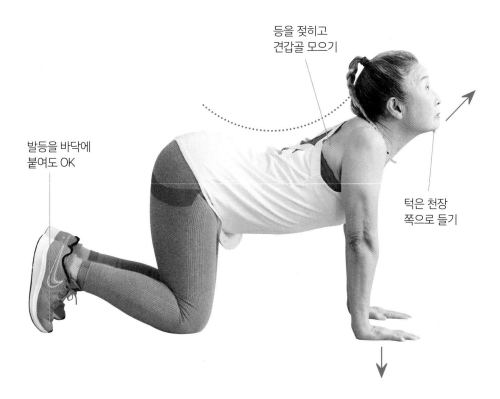

등을 젖히고
견갑골 모으기

발등을 바닥에
붙여도 OK

턱은 천장
쪽으로 들기

1 소처럼 등을 젖히기

네발로 기는 듯한 자세를 취한 뒤 턱을
들고 숨을 내쉬면서 척추를 골짜기 모
양으로 젖혀주세요. 이때 견갑골은 가
운데로 모아줍니다.

이렇게 하면 운동 효과 UP

바닥을 지그시 누르는 느낌으로
자세를 취할 때 손바닥으로 바닥을
누르듯 해야 팔꿈치가 쫙 펴집니다.
나아가 등을 산처럼 봉긋하게 솟게
하거나 골짜기처럼 깊게 들어가게
하는 자세도 쉽게 취할 수 있어요.

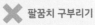
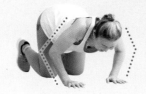

✖ 팔꿈치 구부리기

팔꿈치를 구부리는 자세는 금물! 견갑골이 고정되어 척추가 이완되지 않습니다. 다만 허리가 아픈 분은 절대로 무리하지 마세요.

등을 둥글게 굽히고 견갑골을 넓히기

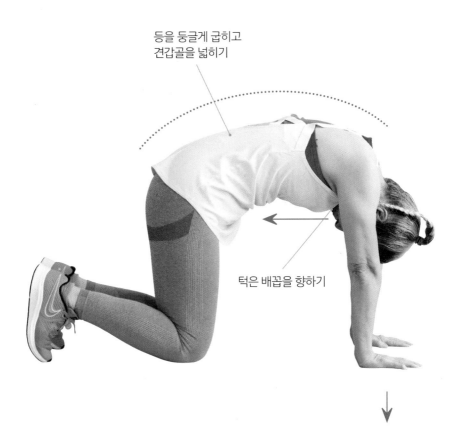

턱은 배꼽을 향하기

2 고양이처럼 등을 둥글게 말기

턱이 배꼽 쪽을 향하도록 당기고 척추를 산처럼 둥글게 말아줍니다. 이 때 숨을 내쉬며 견갑골은 열고 넓혀주세요.

고관절을 부드럽게 풀어줍시다

무릎 잡고 어깨 비틀기

운동량

**좌우 교대로
10회×1세트**

이렇게 하면 운동 효과 UP

의식적으로 엉덩이 내밀기
엉덩이를 뒤로 내밀수록 고
관절 주변을 효과적으로 풀
어줄 수 있습니다.

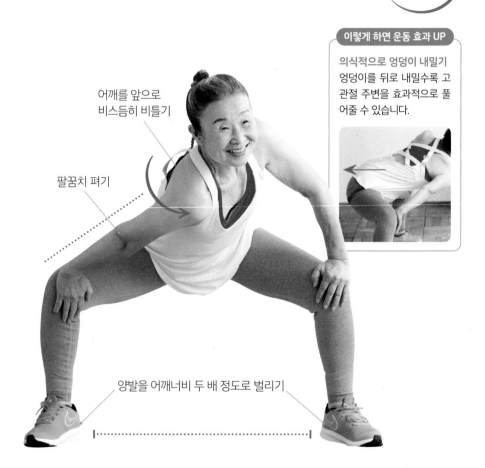

어깨를 앞으로
비스듬히 비틀기

팔꿈치 펴기

양발을 어깨너비 두 배 정도로 벌리기

1 **오른쪽 어깨를 앞으로 비스듬히 내밀며 비틀기**

다리를 어깨너비보다 넓게 벌리고 선 뒤 오른쪽 어깨를 앞으로 비스듬
히 비틀며 밀어주세요. 이때 오른쪽 팔꿈치를 쫙 펴고 견갑골을 휙 돌려
서 5초간 자세를 유지합니다.

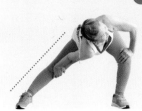

이 동작은 주의하세요

✖ 무릎 펴기

무릎이 펴져서 안쪽을 향하면 효과는 절반으로 뚝!
게다가 고관절도 잘 움직이지 않아요. 양발의 간격
도 너무 넓으면 통증이 생길 수 있으므로 주의할 것!

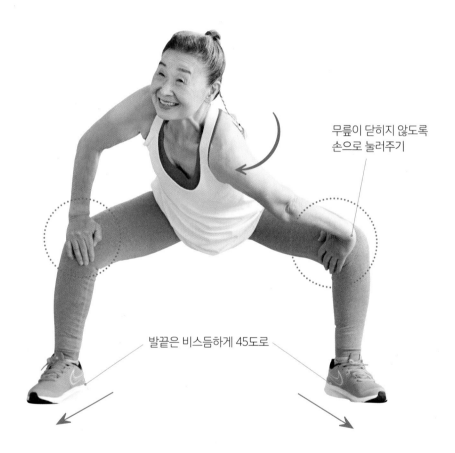

무릎이 닫히지 않도록
손으로 눌러주기

발끝은 비스듬하게 45도로

2 왼쪽 어깨를 앞으로 비스듬히 내밀며 비틀기

1번 동작과 똑같은 방식으로 이번에는 왼쪽 어깨를 앞으로 비스듬히 비
틀어주세요. 이때 얼굴도 같이 돌리면 더 좋아요. 자세를 5초 정도 유지
합니다.

85

체간력을 기릅시다
까치발 워킹

실외에서 운동량
20미터

실내에서 운동량
왕복 5번

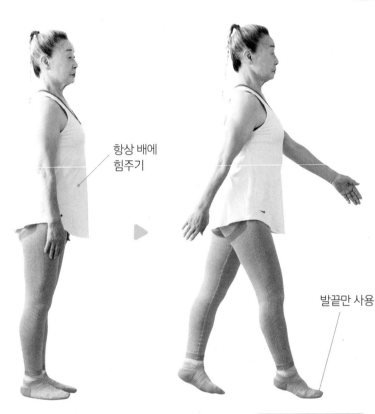

항상 배에
힘주기

발끝만 사용

1 까치발로 서서 걷기

배에 힘을 주고 바르게 선 뒤 발
뒤꿈치를 들어 올립니다. 그 상
태를 유지한 채 걸어주세요. 배
에 힘을 잘 유지할수록 체간의
힘이 길러집니다.

이렇게 하면 운동 효과 UP

속도에 상관없이 천천히 걷기
'빨리 걷기'보다 '천천히 걷기'가 더 어려운
법. 흔들리는 몸의 중심을 잡고 천천히 걷
다 보면 체간 근육은 한층 더 강해집니다.
머리 위에 페트병을 올려두었다고 상상하
며 똑바른 자세를 유지해 주세요.

슬리퍼를 신고 운동하기

슬리퍼를 신고 운동하면 넘어지기 쉬우니 절대 금물입니다. 저는 집 안에서 이 동작을 할 때면 맨발로 해요.

발뒤꿈치만 살짝 띄우기

발뒤꿈치가 바닥에서 살짝 떨어진 정도로는 효과가 없습니다. 발가락 끝부분에 힘을 싣고 걸어봅시다. 몸의 중심이 흔들리거나 왠지 피로해진다면 제대로 하는 거예요.

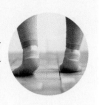

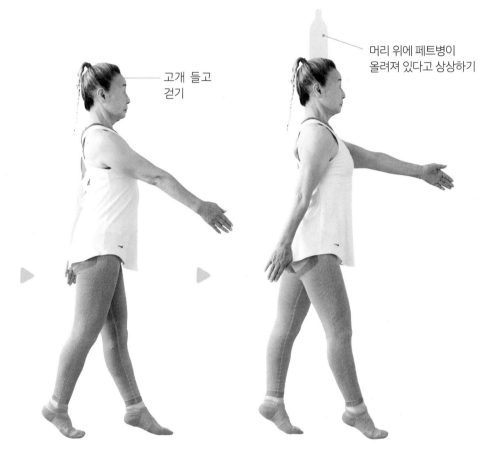

고개 들고
걷기

머리 위에 페트병이
올려져 있다고 상상하기

2 유턴하여 까치발로 돌아오기

방 모퉁이에 도착했다면 바로 그곳에서 유턴! 1번과 동일한 자세를 유지하며 시작 지점까지 걸어가세요.

100세까지 넘어질 걱정 없는
'스스로 걸을 수 있는 힘'을 기릅시다!

내 힘으로 당당하게 걷기

"넘어지는 게 무서워서 좀처럼 걸을 수가 없어요."

나이가 많은 어르신이나 그 가족분들의 이러한 고민과 심정을 저는 잘 압니다. 실은 저도 최근에 지하철역에서 계단을 내려가다가 발이 걸려 아차! 하는 사이 넘어질 뻔한 적이 있으니까요. 순식간이었지만 계단을 세 칸이나 뛰어넘고 점프까지 해서 무사히 땅에 착지했습니다. 왠지 곡예사 같죠?

그런데 제가 그때 상처 하나 입지 않았던 이유는 무엇이었을까요? 바로 여유가 있을 때마다 바로 뒤에서 소개할 '발목 돌리기' 스트레칭을 해왔기 때문이에요. 즉, 평소에 몸을 단련하여 근육을 풀어주면 발이 걸려 넘어지는 횟수도 줄어들고 설령 삐끗했다고 해도 낙상 사고로까지 이어지지 않는다는 당연하고도 놀라운 사실!

그래서 '넘어지는 것이 무서운 분들'이야말로 제가 소개하는 운동을 꼭 해보시면 좋겠어요.

앞에서 소개한 기본 운동과 스트레칭은 얼핏 간단해 보이지만 제대로 꾸준히 한다면 그 효과가 탁월합니다. 제가 직접 실천하며 효과를 본 동작들만 모았으니 저를 믿고 따라해 주세요!

연구에 따르면 65세 이후부터 걷는 속도가 서서히 느려진다고 합니다. 그런데 최근 길을 걷는 젊은이들을 가만히 살펴보면 과거 저희 세대에 비해 걷는 속도가 확실히 느려졌다는 점을 알 수 있어요. 이미 이런 현상을 자각하고 있는 분들도 많으시겠지요?

그러니 내가 아직 젊고 어리다고 운동을 미루지 마세요. 몸이 굳고 난 뒤가 아닌, 하루라도 빨리 운동을 시작할수록 더 건강한 삶을 살 수 있습니다. 100살이 되어서도 젊었을 때처럼 걸을 수 있도록 아니, 젊었을 때보다 더 잘 걸을 수 있도록 매일 나이 해방 체조를 꾸준히 해주세요.

튼튼한 발목을 만듭시다
발목 돌리기

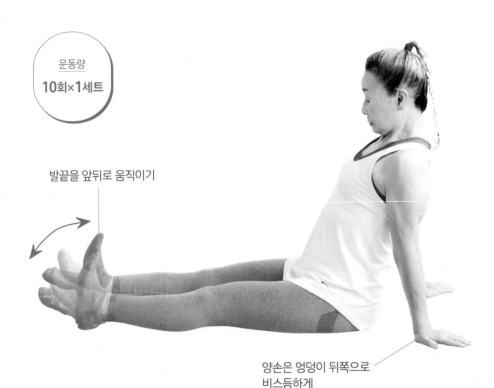

운동량
10회×1세트

발끝을 앞뒤로 움직이기

양손은 엉덩이 뒤쪽으로
비스듬하게

1 발끝을 앞뒤로 움직이기

양손으로 등 뒤 바닥을 짚고 비
스듬하게 기댄 채, 발끝을 천천
히 앞으로 쫙 폈다가 몸쪽으로
쭉 당깁니다.

이렇게 하면 운동 효과 UP

발목에만 집중하기!
동작이 익숙해지기 전에는 발목이 아닌 다
른 부위도 쉽게 움직이기 때문에 '발목만'
돌리는 데 집중해 주세요.
처음에는 저도 발목에서 뚜두둑 소리가 났
지만, 지금은 부드럽게 돌릴 수 있습니다.

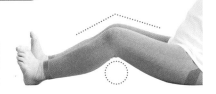

이 동작은 주의하세요

 무릎 바닥에서 띄우기

무릎이 바닥에서 떠 있으면 발목이 이완되지 않습니다. 도저히 무릎을 내릴 수 없다면 양손을 무릎에 대고 무릎이 뜨지 않도록 잘 눌러주세요. 그러면 조금만 움직여도 운동 효과를 볼 수 있어요.

바깥쪽 회전 방향

운동량
안쪽과 바깥쪽
각각
10회×1세트

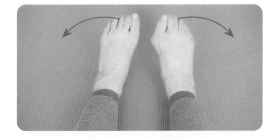

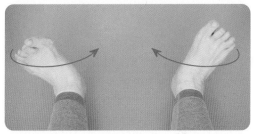

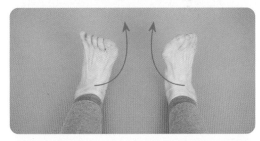

2 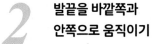 **발끝을 바깥쪽과 안쪽으로 움직이기**

발끝을 바깥쪽에서 안쪽으로 360도 돌립니다. 안쪽 돌리기 10회가 끝나면 이번에는 발끝을 안쪽에서 바깥쪽으로 돌려주세요.

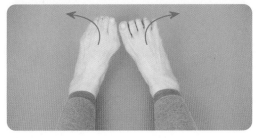

나이 해방 운동 팁

앞에서는 소개하지 않은 저만의 운동 습관을 몇 가지 소개합니다. 살펴보고 도움이 될 것 같다면 여러분도 참고해 보세요!

☑ 짐볼 활용하기

체간을 단련하는 또 하나의 운동법입니다. 짐볼 위에 걸터앉아 미끄러지지 않을 정도로 몸을 통통 튕깁니다. 그다음 '하나 둘 셋!'을 세고 셋과 동시에 몸을 딱 정지시켜요. 마치 투명의자에 앉는 것처럼요. 이렇게 하면 체간과 복근을 제대로 단련할 수 있습니다.

☑ 다리 찢기를 마무리할 때

다리를 양쪽으로 쫙 펼치는 다리 찢기 동작이 끝난 뒤에는 허벅지를 위아래로 덜덜덜 잘게 흔들면서 다리를 제자리로 가져옵니다. 이 동작이 다리에 경련이 일거나 다치지 않도록 도와줘요. 다른 스트레칭 동작에도 응용할 수 있으니 활용해 보세요.

☑ 온전히 운동에 집중하기

저는 운동 중에는 음악을 듣지 않습니다. 운동하는 시간만큼은 되도록 운동에만 집중하고 싶거든요. 기분 탓인지도 모르지만 음악을 듣지 않는 편이 운동도 더 잘되는 것 같아요.

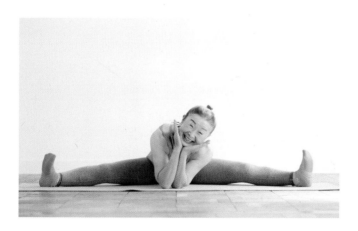

Chapter 3

✦

나이 해방 체조

근력운동

: 4가지 동작으로 몸짱이 되어보자

'근육량이 감소한다'라는 말은 틀렸다

나이 들어도 몸짱이 될 수 있다

앞에서 나이 해방 체조의 기본 동작을 통해 몸의 가동범위를 넓히고 체간을 단련했습니다. 지금부터는 근력운동을 소개할 거예요. 날렵해진 몸에 근육이 붙으면 그야말로 '몸짱' 반열에 오른다고 해도 과언이 아니에요.

제가 의식적으로 근력운동을 시작한 것은 퍼스널 트레이닝을 받게 된 79살부터였습니다. 그 전의 저는 '뚱뚱하지는 않지만 체간도 튼튼하지 않고, 허리가 잘록하지도 않으며 근육도 없는 몸'

이었지요. 하지만 퍼스널 트레이닝을 시작하고 1년쯤 지나 80살이 되었을 때 처음으로 바벨 들기에 도전하며 근육을 단련하기 시작했습니다. 이 외에도 튜브와 같은 다양한 운동기구를 사용하며 특정 근육만을 사용해 기구를 들어 올리고 내리는 등 운동 효과를 극대화하고자 열심히 노력했답니다.

일반적으로 인간의 근력이 정점에 달하는 시기는 20대라고 합니다. 이후 근력은 서서히 감소하다 40대 이후부터 급격히 줄어들기 시작하여 70대의 근육량은 20대의 약 절반이라고 하는 게 학계의 정설입니다. 이렇게 근육이 감소하는 현상을 사르코페니아 증후군이라고 하는데요. 이런 상태가 지속되면 넘어지거나 골절상을 입을 위험이 증가해요. 만약 부상을 입어 가만히 지내다 보면 점점 더 체력과 근력이 떨어져 결국 침대에 누워만 있어야 하는 지경에 이르기 쉽다는 것은 여러분도 잘 알고 계시겠지요.

하지만 다시 생각해 봅시다. 저를 보면서 나이를 먹어도 근육량을 늘릴 수 있다는 사실은 이미 이해가 되셨겠지요? 여러분도 나이 해방 체조를 꾸준히 하신다면 10년 후에는 '근육이 줄어든다는 말은 틀렸다'라며 학계의 정설을 뒤집는 장본인이 될지도 몰라요. 이런 사람이 많아지면 인류의 미래는 밝다고 봐도 무방하겠죠?

최소한의 움직임으로
전신을 완벽하게 단련한다

우리 몸 전체 근육량의 약 70퍼센트는 '하반신'이 차지하고 있습니다. 그래서 무엇보다 하반신의 긴장을 풀어주고 단련하는 것이 매우 중요해요. 바로 이 방법이 내 몸을 '몸짱'으로 만드는 지름길입니다.

특히 스쾃은 일석삼조예요! 체간 강화, 무릎 강화, 힙업이라는 세 가지 효과를 동시에 얻을 수 있거든요. 이러니 스쾃을 안 할 수가 없지요!

지금부터는 하반신과 몸의 전면과 후면, 그리고 복근을 강화하는 기본 근력운동 4가지를 소개합니다. 이 4가지 운동만으로도 몸 전체를 골고루 단련할 수 있도록 특별히 신경 써서 골랐으니 모두 따라해 주세요. 많지 않은 동작 몇 개만 하면 되니까 식은 죽 먹기죠?

운동 효과를 높이고 싶다면 함께 소개한 두 가지 스트레칭 동작도 함께 꼭 습관으로 만들어보세요. 평소 근력운동을 꾸준히 하면 각종 통증과 질병의 위험에서 벗어날 수 있습니다.

그 증거가 바로 제 무릎입니다. 저도 나이가 들면서 언젠가 무릎이 안 좋아질 것이라는 불안감에 휩싸였던 시기가 있었어요. 그래서 선생님께 고민을 털어놓았습니다.

"저도 언젠가는 무릎이 안 좋아지겠지요?"

그러자 선생님은 이렇게 말씀하셨습니다.

"무릎 주변 근육을 그 정도로 단련한 사람은 앞으로도 무릎 통증과는 무관한 삶을 살 수 있어요."

그때는 아직 근력운동을 한 지 얼마 되지 않아서 '정말 그럴 수 있을까?'라며 반신반의했어요. 그런데 지금은 스스로 체감하고 있습니다. 근육을 단련하면 몸에 나타나는 대부분의 통증과 문제점들을 미리 방지할 수도 있다는 것을요!

근력운동을 즐기면서 질병과 부상을 예방할 수 있다니. 정말 대단하지요?

나이 해방 체조는 특별한 도구도 필요 없습니다. 언제 어디에서든 할 수 있어요. '1분이라도 했다면 OK'이기 때문에 시간이 날 때 아주 짧게라도 해주세요.

자, 나이 해방 체조와 함께 근력운동의 세계로 떠나봅시다!

'무리하지 않아요. 쉬어도 OK'가
나이 해방을 위한 지름길

무리하지 않는 것이 최고

좋은 효과가 무궁무진한 나이 해방 체조입니다만 생각지도 못한 사고나 부상으로 이어지지 않도록 다음의 주의사항을 지켜주세요. 언제나 안전을 우선으로 생각하면서 체조를 즐겨주시길 바랍니다.

☑ 적절히 수분을 보충하며 운동하세요.
☑ 무리하지 않는 선에서 운동하세요. 컨디션이 안 좋을 때나 통증이 있을 때는 곧바로 휴식을 취해야 합니다.

☑ 병원에 다니고 있거나 특별한 질환이 있는 분들은 사전에
의사와 상담을 먼저 진행해 주세요.

☑ 고령자는 넘어지지 않도록 주의하고, 카펫이나 매트, 잔디
밭 위에서 운동하세요.

또 젊은 분도 나이가 드신 분도 모두 가장 중요하게 지켜야 할
요소는 꾸준함입니다.

'너무 힘들어서 괴로워'가 아닌, '너무 쉬운데?' 정도의 레벨도
아닌, '적당히 기분 좋게 피곤한 정도'가 매일 꾸준히 운동할 수
있는 강도이니 참고해 주세요.

"출장 때문에 3일간 운동을 못할 것 같아요."

"오늘은 약속이 있어서 운동할 시간이 없어요."

이런 이유로 운동을 못 해도 괜찮아요. 마음이 내킬 때 다시 나
이 해방 체조를 해주시면 됩니다.

다시 운동을 시작할 때 유의할 점을 말씀드리자면 운동을 쉬
었던 시간을 만회하려고 너무 무리하지 않는 거예요. 운동을 쉬
었다는 사실에 너무 집착하면 쉽게 지쳐요. 언제나 미래 지향적
으로 생각하는 것이 좋습니다. 0에서부터 다시 차곡차곡 쌓아 올
리면 그만이니까요.

그리고 설령 운동하던 도중이라고 해도 쉬는 걸 주저하지 마세요. 몸에 이상을 느꼈다면 호흡을 천천히 가다듬거나 물을 마시는 등 컨디션을 되찾아 봅시다. '처음부터 끝까지 쉬지 않고 계속 운동하는 것'을 목표로 할 필요는 없습니다.

운동 후 쿨 다운도 반드시 지켜야 할 중요한 운동법입니다. 격렬한 체조가 끝난 뒤 근육에 피로가 쌓이는 것을 방지하기 위해서라도 스트레칭을 잊지 마세요. 이때 뭉친 근육을 유연하게 풀어주며 고생한 내 몸을 칭찬해 주세요.

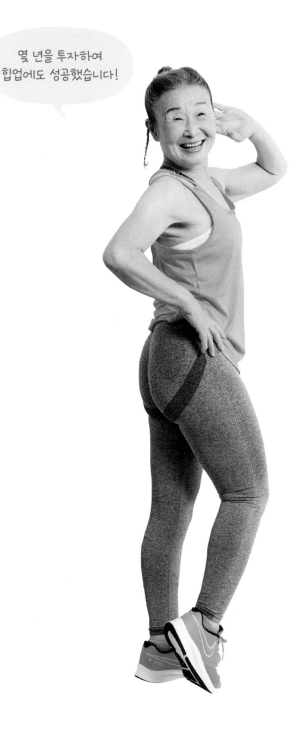

하반신을 튼튼하게 만듭시다
밸런스 스콰트

시작

허리를 내린
자세에서

맨 위에서
한 번 정지

허리를 펴기

손은
허리에 두기

오른 다리
들어 올리기

이렇게 하면 운동 효과 UP

무릎은 90도를 유지하기
다리를 내릴 때 엉덩이를 뒤로
빼고 무릎을 직각으로 유지하면
매우 중요한 허벅지 근육이 집중
적으로 강해집니다.

오른 다리를 들고 잠깐 정지

허리를 내리고 오른 다리를 높게 들어 올립니다. 디디는 다리와 허리를
쫙 펴고 1~2초간 정지! 그다음 천천히 원래 자세로 돌아옵니다.

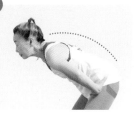
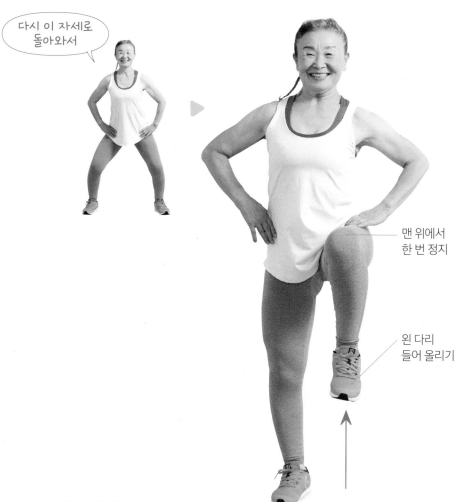

다시 이 자세로 돌아와서

맨 위에서 한 번 정지

왼 다리 들어 올리기

2 왼 다리를 들고 잠깐 정지

이번에는 왼 다리를 높게 들어 올리고 1번 자세처럼 1~2초간 정지해요. 오른 다리를 펴면서 왼쪽 다리를 밀어 올리는 느낌으로 들어 올린 뒤, 천천히 원래 위치로 돌아오세요.

등 근육을 튼튼하게 만듭시다
잠자리 체조

운동량
10회×1세트

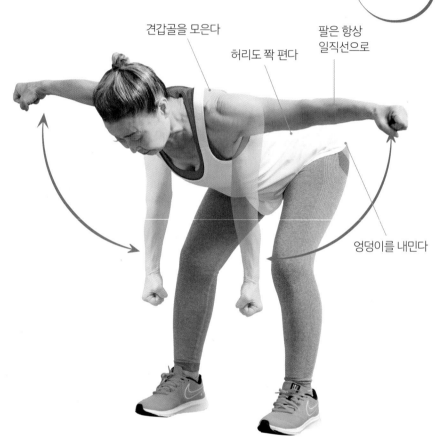

견갑골을 모은다

허리도 쫙 편다

팔은 항상
일직선으로

엉덩이를 내민다

1 양팔을 천천히 들어 올리기

잠자리의 날개처럼 양팔을 천천히 수평으로 쭉 펴요. 동작이 익숙해지면 어깨보다 높게 올려도 괜찮습니다. 견갑골이 모이는 것을 의식하면서 배에 힘을 주고 몇 초간 자세를 유지해요.

2 양팔을 천천히 내리기

이 상태에서 양팔을 천천히 내립니다. 배에 힘을 주고 호흡도 잊지 말 것!

106

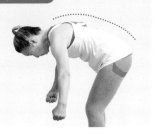

 등 구부리기

고양이 등 자세가 되면 견갑
골이 가운데로 모이지 않게
되므로 등 근육을 단련하는
효과가 떨어져요.

이렇게 하면 운동 효과 UP

페트병으로 레벨 업!
덤벨이나 물을 넣은 500ml짜리 페트
병을 들고 운동하면 더욱 효과적으로
근육을 단련할 수 있습니다!

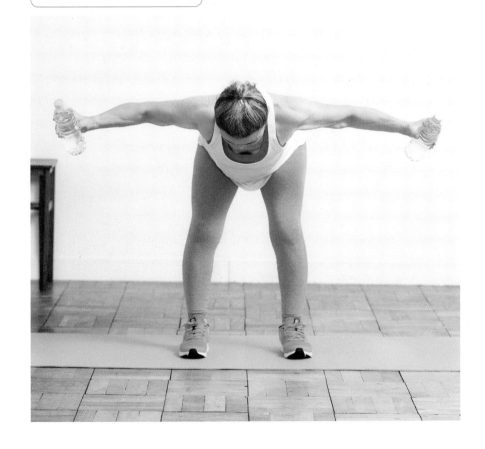

근력운동 **3**

몸통 앞쪽의 근육을 튼튼하게 만듭시다
무릎 꿇고 팔굽혀펴기

운동량
10회×1세트

허리를 편다

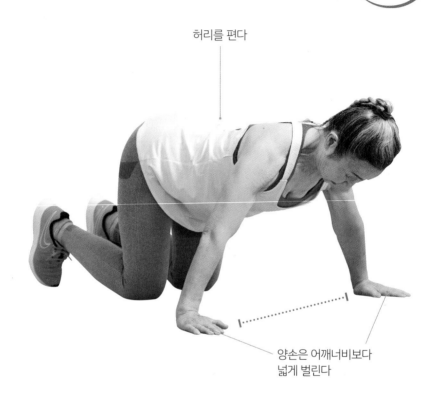

양손은 어깨너비보다
넓게 벌린다

1 **배에 힘을 주고 네발 기기 자세로**

양손을 어깨너비보다 넓은 위치에 놓고
네발 기기 자세를 취합니다. 그 자세에서
배에 힘을 주세요.

이렇게 하면 운동 효과 UP

팔 힘을 사용하자!
'팔굽혀펴기'를 하는 것처럼 자
세를 잡고 대흉근이나 팔 근육을
단련해 봅시다. 만약 일상생활
중 넘어지더라도 팔로 몸을 지탱
할 수 있으면 부상을 방지하는
것이 가능합니다.

이 동작은 주의하세요

✕ 등 구부리기

등이 과도하게 굽거나 허리가 앞쪽으로 지나치게 휘는 등 나쁜 자세로 운동하면 다칠 가능성이 커요. 또 양손의 폭이 좁으면 효과가 반감되고, 어깨에 부담도 커지니 주의할 것!

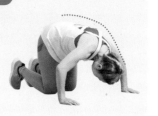

팔꿈치는 직각을 유지

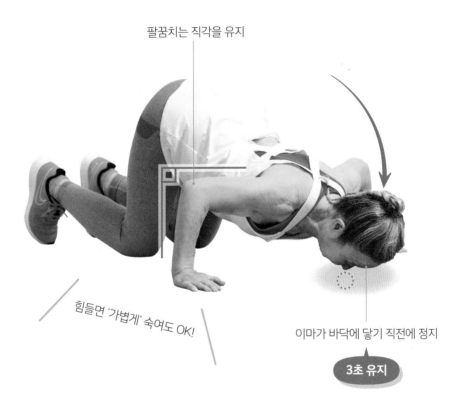

힘들면 '가볍게' 숙여도 OK!

이마가 바닥에 닿기 직전에 정지

3초 유지

2 상반신을 내리고 그대로 정지

팔꿈치를 90도로 굽히고 상체를 천천히 숙여요. 얼굴이 바닥에 닿기 직전에 3초간 정지한 채로 자세를 유지합니다.

복근을 단련합시다
무릎 들기 체조

운동량
10회×1세트

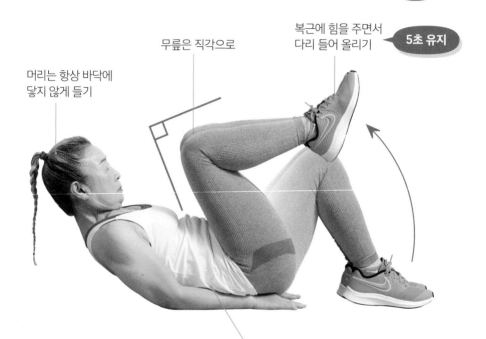

머리는 항상 바닥에
닿지 않게 들기

무릎은 직각으로

복근에 힘을 주면서
다리 들어 올리기

5초 유지

손바닥이 바닥을 향한 상태로
엉덩이 밑으로 찔러넣기

이렇게 하면 운동 효과 UP

양 무릎은 항상 딱 붙이기
양 무릎을 서로 딱 붙이면 복근을 효과적으로
단련할 수 있습니다. 반대로 무릎이 벌어져서
부들부들 떨리면 운동 효과도 반감돼요.

무릎을 얼굴 쪽으로 가까이 가져오기

무릎을 90도로 굽힌 채로 복근을 사용하여 바닥에서부터 무릎을 들어
올립니다. 얼굴 쪽으로 가까이 가져와서 5초간 유지! 힘든 분들은 무릎
을 들어 올리는 각도를 줄이고 시간을 더 짧게 유지해도 괜찮아요.

✖ 발뒤꿈치 바닥에 닿기

발뒤꿈치를 바닥에 내려놓으며 동작을 10번 하는 것
보다 바닥에 붙이지 않고 하는 1번이 더 낫습니다. 하
루에 한 번만 해도 충분하므로 발뒤꿈치는 항상 바닥
에 닿지 않도록 유지하며 자세를 취해봅시다!

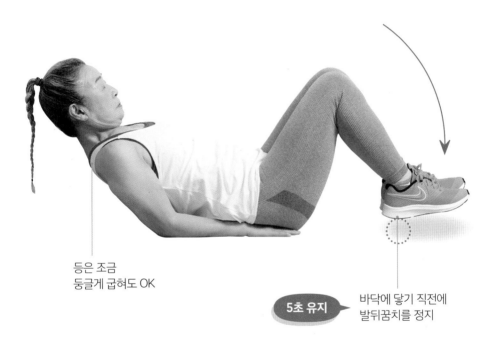

등은 조금
둥글게 굽혀도 OK

5초 유지

바닥에 닿기 직전에
발뒤꿈치를 정지

2 발뒤꿈치를 바닥에 닿지 않도록 내리기

발뒤꿈치를 바닥에 닿기 직전까지 내리고 복근을 사용하여 5초간 유지
합니다. 힘들다면 발뒤꿈치를 내리는 높이와 시간을 조정해도 OK!

고관절을 유연하게 만들어봐요
무릎 트위스트

운동량
좌우 교대로
10회×1세트

시작

비스듬하게 짚은 양손에
살짝 기대는 느낌으로 시작

어깨너비보다
약간 넓게 벌리기

이렇게 하면 운동 효과 UP

움직이는 건 다리가 아닌 고관절
'두 다리를 획획 움직이는 체조'라고
오해하지 않는 것이 중요! 고관절을
움직인다는 느낌으로 천천히 양 무
릎으로 '트위스트'를 춰봅시다.

발뒤꿈치는 고정

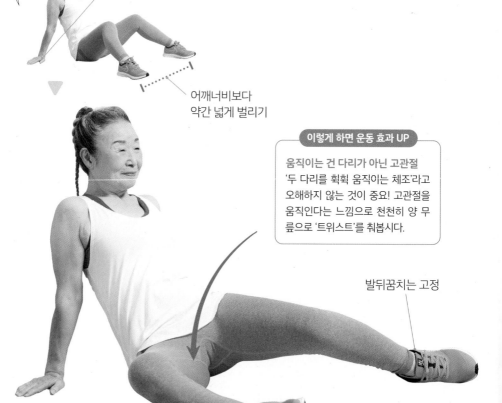

1 무릎을 오른쪽으로 쓰러트리기

양 무릎을 오른쪽으로 쓰러트리며 천천히 바닥으로 내려요. 이때 발뒤
꿈치의 위치가 바뀌지 않도록 주의해 주세요. 무릎이 바닥에 닿지 않아
도 괜찮습니다.

엉덩이 들기

엉덩이가 들리는 것을 '보상행위'라고 하는데 이는 고관절이 굳어서 회전되지 않는다는 증거입니다. 다리를 크게 움직이지 않아도 괜찮으니 되도록 엉덩이가 바닥에서 뜨지 않도록 자세를 취해봅시다.

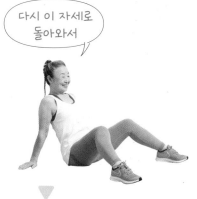

다시 이 자세로 돌아와서

무릎을 사용하여 트위스트!

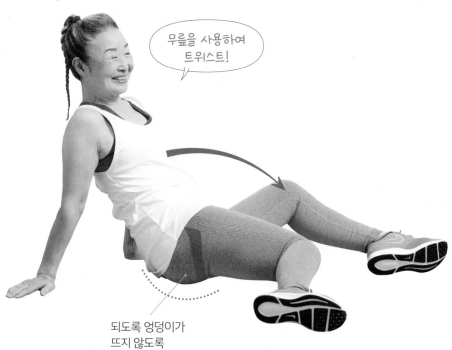

되도록 엉덩이가 뜨지 않도록

2 무릎을 왼쪽으로 쓰러트리기

이번에는 무릎을 왼쪽으로 천천히 쓰러트려요. 엉덩이는 되도록 바닥에서 뜨지 않게끔 자세를 취하는 것이 효과적입니다. 굳어 있던 고관절을 유연하게 만드는, 아프지만 시원한 그 느낌을 맛보세요.

113

견갑골의 가동범위를 넓힙시다
공작새 자세

운동량
10회×1세트

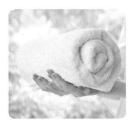

수건이 필요해요
둥글게 만 수건을 어깨 밑에 깔고 운동하면 견갑골의 가동범위가 넓어집니다. 베개나 작은 쿠션 같은 것을 쓸 수도 있어요. 주먹 한 개 정도의 높이가 딱 좋습니다.

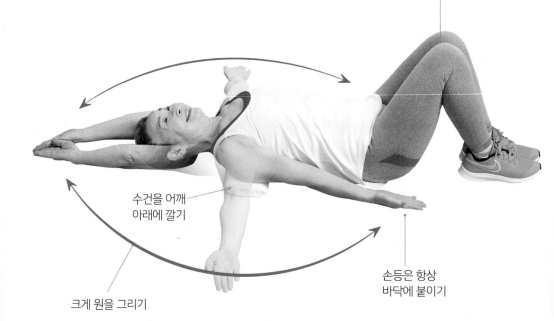

무릎을
세우고 하기

수건을 어깨
아래에 깔기

손등은 항상
바닥에 붙이기

크게 원을 그리기

1 **손등을 바닥에 붙이고 위에서 아래로 원 그리기**

어깨 아래에 돌돌 만 수건을 깔고 눕고 무릎을 세웁니다. 양손을 머리 위로 모았다가 마치 공작이 날개를 펼치듯 천천히 아래쪽으로 움직여요. 양 손등을 바닥에 붙인 채로 큰 원을 그린다는 느낌으로 움직여 주세요.

손등 바닥에서 뜨기

등 뒤의 수건이 너무 높으면 손이 바닥에서 떠요. 이러면 허리에 큰 부담이 되므로 수건을 치우고 운동합니다.

 무릎 펴기

무릎을 펴는 자세 역시 허리에 큰 부담이 돼요. 아무리 해도 무릎이 세워지지 않는다면 등 뒤에 댄 수건을 빼고 진행합니다.

손끝은 쫙 펴기

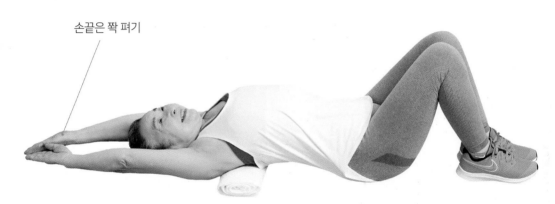

이렇게 하면 운동 효과 UP

반동을 사용하지 말고 우아하게 날갯짓해 봅시다 중요한 것은 딱딱하게 뭉쳐 있던 어깨를 풀어주는 것이므로 위아래로 손을 움직이는 속도는 크게 신경 쓰지 않아도 괜찮아요. 천천히, 마치 공작이 된 것처럼 기분 좋게 활짝 양손을 펼쳐주세요.

2 손끝을 펴고 아래에서 위로 원 그리기

1번 자세를 되감듯 양손을 밑에서부터 머리 위로 움직여요. 손끝은 쫙 펴고 손등을 바닥에 붙인 채로 해주세요. 가능한 사람은 머리 위에서 양손을 터치할 것!

사소하지만 궁금한 다키미카의 비밀

좋아하는 것 고기를 엄청나게 좋아해요! 특히 미디엄 굽기의 스테이크를 가장 좋아합니다.

배운 것 어릴 때 샤미센이라는 현악기와 뜨개질, 꽃꽂이, 다도를 배웠어요.

취미 꽃과 식물을 좋아해서 산책할 때도 계속 바라봅니다.

스타일 배꼽 피어싱을 해보고 싶지만 가족들이 반대해서 아직까지 못 했어요.

시력 90살에 백내장 수술을 한 뒤로 시력에는 문제없답니다.

머리카락 습관적으로 두피 마사지를 해요. 풍성한 머리숱의 비결일 수도 있어요.

취침 잘 때는 머리를 땋은 채로 잡니다. 아침에는 머리를 풀고 있어요.

화장실	운동을 시작한 뒤로 지긋지긋한 변비에서 해방 되었습니다!
하체 힘	계단을 성큼성큼 올라가는 정도입니다. 급할 때 는 두 계단씩 껑충껑충 오르기도 해요!
이동	스포츠센터나 슈퍼에 갈 때도 자전거로 집 근처 를 이리저리 휘젓고 다녀요.
발 건강	집에 있을 때는 늘 양말을 신지 않아요. 그 편이 건강에도 좋답니다.
장비	스마트워치나 심박수 측정기를 매일 쓰며 스스 로의 상태를 체크해요!

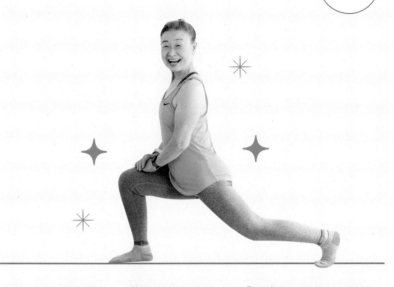

2부

나이 해방 체조를 만나기까지

Chapter 4

✦

나의 인생 이야기

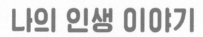

10대~65세

: 산 넘어 산!

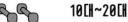

무엇이든 내가 꿈꾸는 대로
자유로운 '지금'을 즐겨요!

과거로 돌아갈 수는 없지만
미래는 바꿀 수 있다

저희 아버지는 초밥이 주메뉴인 식당을 운영했습니다. 어머니
도 아버지 일을 돕느라 아침부터 밤늦게까지 정신없이 바쁘셨어
요. 그래서 언니 오빠들이 저와 자주 놀아주었지요. 저는 언니가
5명에, 오빠도 1명 있거든요.

그 당시 저는 너무 어려서, 동생이니까 언니 오빠들에게 어리
광을 좀 부려도 된다고 생각했는데요. 지금은 그렇게 생각하지
않아요. 다시 한번 형제들을 만나서 그때 정말 고마웠다고 말할

수만 있다면 얼마나 기쁠까요. 90살쯤 되면 직접 만나서 감사한 마음을 전하고 싶은 사람은 셀 수 없을 정도로 많아진답니다. 하지만 그런 사람들도 멀리 떨어져 살거나 혹은 이미 세상을 떠나서 실제로 만나기가 쉽지 않아요. 그래서 저는 가끔씩 '하느님, 부처님! 딱 한 마디만 할 수 있어도 좋으니까 아주 잠깐만 저를 과거로 돌려보내 주세요!'라는 기도를 올리 때도 있습니다. 또, 이런 마음에 사로잡혀서 눈시울을 적시는 날도 있지요.

다시 운동 이야기로 돌아와서, 사실 제가 초등학생에서 중학생이 될 때까지 동아리 활동은 물론 '운동'을 한다는 개념 자체가 거의 없었어요. 저와 같은 세대인 사람들은 운동을 해본 경험이 거의 없을 거라 확신합니다. 돌이켜 보면 소방 훈련 시간에 했던 물 나르기 훈련만이 유일한 운동이었던 것 같아요. 그만큼 그 시대는 모두에게 어렵고 팍팍하기만 한 시간이었다고 할 수 있겠지요.

그에 비하면 마음껏 운동할 수 있는 지금은 얼마나 행복한 시대인지 모르겠습니다. 앞서 말한 것처럼 나의 미래를 내가 얼마든지 만들어나갈 수 있으니 말이죠!

'지금 하고 싶은 일' 따위 없었던 소녀가…

제가 아주 어렸을 때는 매우 불편한 시대가 이어졌습니다. 그때만 해도 전쟁 때문에 세상이 뒤숭숭하니까 여행을 간다는 건 꿈도 못 꿀 일이었죠. 그 답답함은 최근의 코로나19가 전 세계인의 발목을 붙잡은 상황과 약간 닮은 부분이 있을지도 모르겠네요.

게다가 그때는 '장래 희망'이나 '꿈' 같은 것은 생각할 여유도 없었어요. 하루하루 살아남기만 해도 다행인 시대였습니다. 매일 필사적이었지요. 가끔 그때를 떠올리면 이런 생각이 듭니다. '그 시절 내게 꿈 같은 건 없었구나.' 꿈은커녕 '지금 하고 싶은 일'조차 보이지 않았죠. '무슨 일이 있어도 살아남아야 해' 하고 쫓기는 마음으로 살았습니다.

'적당한 나이가 되면 결혼해서 가정을 꾸리자.' 요즘 젊은이들은 농담으로 받아들일지도 모르겠지만 이것이 당시 제가 그릴 수 있었던 가장 큰 꿈이었습니다. 그로부터 70년이 흐르고 87살이 되어 트레이너로서 활동하게 될 줄이야. 정말 상상도 못 한 일이죠.

여러분, 혹시 요즘 딱히 재미도 없고 하루하루가 답답하게 느껴지시나요? 밖을 돌아다니거나 친구들과 다 함께 어울려 노는 일도 없는, 빛바랜 종이처럼 무미건조한 나날이 이어지고 있다고 해도 인생을 '재미없는 것'이라며 단정 짓는 것은 너무 이를지도 모릅니다.

오래 살다 보면 여러 시기를 거치게 됩니다. 아무 일도 일어나지 않는 조용한 시기에는 자신의 성장을 위해서 할 수 있는 일을 하면 돼요. 나중에 반드시 그것을 써먹을 때가 오거든요. 그리고 실은 우리에겐 무엇에도 얽매이지 않은 채 원하는 대로 할 수 있는 '자유'가 주어져 있답니다. 제 10대와 20대 시절에 꼭 해주고 싶은 이야기이기도 해요.

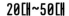

화려했던 '긴자 레이디'에서
폭풍 같은 '전업주부' 생활로

나를 위한 시간 따위
단 1초도 없었다

그 후 저는 고등학교를 졸업하고 취업을 합니다. 긴자에 있는 백화점 내 아동복 브랜드 매장에서 일했어요. 그 당시 긴자의 백화점은 매우 인기 있는 일자리여서 그곳에서 일하게 된 저는 운이 좋았다고 할 수 있지요.

그러던 중 지인의 소개로 지금의 남편을 만나게 되었습니다. 1년간 교제 후 결혼했지요. 남편은 과묵한 타입으로 수다쟁이인 저와는 성격이 정반대였지만 오히려 그래서 상성이 잘 맞았는지도 모르겠어요. 싸움도 거의 하지 않거든요.

"어떤 프러포즈를 받으셨나요?"

자주 받는 질문인데요, 그런 게 있었을 리가요! 옛날엔 드라마에나 나올 법한 달콤한 연애는 드물었어요. 아무튼 저는 평범하지만 행복한 주부가 되었습니다.

다만 결혼 이후의 인생이 '예상 외'로 전개되었지요. 24살에 결혼하고 첫째 딸이 태어났을 무렵에는 아기를 돌보는 것만으로도 매일 눈코 뜰 새 없이 바빴습니다. 그 전까지 부모님 그늘에서 편하게 어리광 부리며 살았던 탓에 집안일도 육아도 난생처음 하는 거라 고생을 좀 했습니다. 저로서는 하루하루가 위기의 연속이었지요. '제발 누가 좀 도와주세요!'라는 말이 매번 입안에서 맴돌았어요.

심지어 3년 뒤에 둘째 딸이 태어났습니다. 집 안을 청결하게 유지하고 매 끼니를 직접 해 먹고 두 딸이 유치원, 초등학교, 중학교로 진학하는 것을 뒷바라지하는 것만으로도 제 체력은 아슬아슬하게 한계에 다다랐어요. 매일 집 안에서 태풍이 휘몰아치는 것처럼 눈이 핑핑 돌아가는 생활이었습니다.

그 시절의 저는 정말 빠릿빠릿하게 움직였습니다. '소처럼 일한다'라는 말처럼 정말 쉬지 않고 열심히 일만 했어요. 내가 좋아하는 일에 몰두하기는커녕, 옷차림에 신경 쓸 시간조차 없었지요. 그 정도로 바쁜 하루하루였습니다.

그 덕분인지 체형은 가장 보기 좋은 상태를 유지했습니다. 키 150cm, 체중은 42kg이었고 움직임도 민첩했지요. 게다가 30대, 40대, 50대가 되어도 잔병치레 하나 없이 감기 한 번 걸려본 적이 없어요. '50대 전후로 찾아온다'라고 알려진 갱년기 증상도 무엇 하나 나타나지 않았습니다. 혈당치도 혈압수치도 지극히 정상이었어요. 늘 육아에 필사적이었거든요. 덕분에 몸이 튼튼해진 것에 감사하고 있습니다.

그때 '나만의 시간'은 거의 없었지만 저에게 주어진 '역할'만은 확실히 있었습니다. 돌이켜 보면 그건 그것대로 좋았습니다. 아내로서 엄마로서, 어떠한 역할을 요구받는 일이 실은 감사할 일이라는 것을 저는 나중에 딸들이 결혼하고 독립하고 나서야 절감했답니다.

지금은 결혼 후에도 사회의 한 구성원으로서 계속 일하는 여성분들도 많지요. 저는 그분들을 진심으로 존경해요. 살다 보면 역할이 늘어나서 본인만의 시간이 줄어드는 시기도 있습니다. 그러나 실은 '역할'을 부여받는다는 것 자체가 특별한 일이에요.

인생에는 반드시 폭풍이 몰아치듯 정신없이 바쁜 시기가 찾아옵니다. 그건 여러분이 역할을 충분히 수행하고 있다는 '증거'예요. 특히 여성은 결혼과 출산, 육아와 간호 등, 시기에 따라 해야만 하는 일의 우선순위가 바뀌는 것이 당연합니다.

그렇다고 해서 그런 '폭풍 같은 시기'가 영원히 이어지지는 않아요. 겨울이 지나면 반드시 봄이 옵니다. 저의 봄날은 제 나이 65살에 겨우 찾아왔답니다.

내가 뚱뚱하다는 사실을

알게 된 날

집안일을 할 때도 놀 때도
'도망치는 버릇'이 생기다

사실은 별로 밝히고 싶지 않았지만 안 되겠어요. 이실직고합니다. 50대에 접어들었을 때 저는 제 인생 최대의 위기를 맞이했습니다. 바로 체중이 15kg이나 늘었지 뭐예요.

이유는 단순합니다. 두 딸을 결혼시키고 나서 갑자기 한가해졌기 때문이에요. 매일 텔레비전을 보면서 간식을 먹고 뒹굴뒹굴했어요. 인간이란 시간이 너무 많으면 제대로 된 일을 하지 않는 법이죠.

어느 날 자식들이 저에게 이렇게 말했습니다.

"엄마, 요즘 살이 좀 쪘네?"

남편도 이런 식으로 걱정을 하더군요.

"당신, 살이 좀 찐 것 같은데?"

희한하게도 체형과 체중의 변화는 스스로는 좀처럼 알아차리기가 어렵지요. 저는 정말로 '그렇게 많이 찌진 않았거든?'이라고 생각했어요. 그런데 가족들이 하도 입을 모아 살이 쪘다고 하니 한동안 입지 않았던 청바지를 옷장에서 꺼내어 입어 보았습니다. 그랬더니 이게 웬걸! 허벅지가 꽉 껴서 지퍼가 닫히질 않는 거예요!

엄청난 쇼크였어요. 제 눈을 의심했다니까요?

아이 키우느라 정신없었을 때는 단번에 쑥 입을 수 있었는데……. 날씬한 몸매에도 꽤 자신 있었는데……. 덜덜 떨면서 발밑을 보려고 했지만 제 배에 가려져서 바닥이 보이지 않았습니다. 배에 살이 많이 쪄서 몇 겹이나 접혀 있었거든요. 몸무게는 57kg을 찍었습니다.

일상에서도 불편한 일이 늘었습니다. 예를 들어 욕실 청소를

꿈을 수 있겠네요. 예전에는 상반신만 구부려서 욕조 안으로 팔을 넣어 스펀지로 쓱싹쓱싹 쉽게 닦았는데요, 그 자세가 너무 불편해져서 욕조를 닦는 일이 힘들어졌습니다. 뱃살이 너무 쪄서 그랬을 거예요.

그런 모습을 보다 못한 남편이 손잡이가 긴 청소용 솔을 사 왔지만 저는 괜히 오기가 생겨서 그때까지 해왔던 방식대로 청소했어요. 그러자 어느 날 자세가 무너지더니 욕조에 이마를 세게 부딪히는 사고까지 당하는 지경에 이르렀습니다.

다음으로 불편했던 것은 마음 편히 사진을 못 찍게 된 것이에요. 가끔 집에 놀러 오는 딸들이 '다 같이 사진 찍자'라며 카메라를 들이밀 때도 저는 요리조리 도망만 다녔습니다. "절대로 안 찍을 거야!"라고 하면서요.

그래서 살이 쪘을 당시의 제 사진은 아예 없어요. 지금 생각하면 1장 정도 찍어두었어도 재밌었을 것 같네요. 하지만 그때는 살이 찐 모습을 사진으로 남겨두고 싶지 않았어요. 이런 제 마음, 굳이 말 안 해도 다 알아주실 수 있죠?

'통통한 배'를 감춰왔던
나의 흑역사

살이 찐 모습이 싫어 뭐든 해보고 싶을 때 가장 쉽고 빠른 방법은 뭐가 있을까요? 맞습니다. 옷을 바꾸면 돼요. 하지만 한 치수도 아닌 두 치수나 커진 옷 크기를 볼 때면 기분이 꿀꿀해지는 것을 피할 수 없지요.

그렇게 되면 신경 써서 옷을 차려입는 횟수도 급격히 줄어듭니다. 보기 싫은 체형을 가리기 위해서 옷을 고르는 일이 재미있을 수가 없으니까요.

'내 몸의 라인을 감추는 일'은 '나의 진짜 감정을 감추는 일'이기도 하지요. '꽉 껴 보이지 않도록 헐렁헐렁하게 입고 싶어' 이렇게 생각하며 옷을 고르는 분들이 많지요? 그 참담하기 짝이 없는 기분, 누구보다도 제가 잘 압니다. 저도 그랬거든요.

일단 '감추는 버릇'이 생기면 거울 보기가 싫어집니다. 옷 스타일의 선택지가 점점 좁아져서 꾸미는 게 귀찮아지거든요. 결과적으로 '멋'이라는 인생의 묘미를 맛볼 기회가 확 줄어들어요. 젊은 분들은 공감하기 어려울 수도 있지만 60대도 90대도 자신을 늘 세련되게 꾸미고 싶은 법이랍니다.

'나이도 먹을 만큼 먹었으니까 패션 같은 건 이제 별로 상관없지 않으냐'고요? 천만에요! 오히려 나이 든 사람이야말로 마음껏 꾸미고 싶어요. 지금까지 주변의 시선을 의식하느라 하지 못했던 모습을 해보고 싶어진답니다. '이렇게 해야만 한다'라고 하는 세상의 가치관에 얽매이지 않고 말이지요.

　좀 더 덧붙이자면 90대야말로 '패션'이 건강의 원천이랍니다. 일반적인 스타일이 아니어도 괜찮아요. 무엇보다도 옷을 입은 본인이 자신감을 가지고 가장 좋아하는 모습을 유지하는 것이 중요해요.

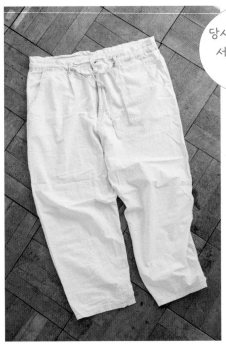

당시 입었던 옷 중 유일하게 서랍장 안쪽에 남아 있던 헐렁헐렁한 바지

오늘 뭘 입어야 할지 모르겠을 땐 온종일 기분이 축 처져요. 반대로 뭘 입을지가 정해지면 순식간에 기분이 좋아지기도 합니다. 이런 감각은 소녀였을 때보다 더 민감해지고 있는 것 같아요. 저처럼 '인생 후반기'에 접어든 사람에게는 하루하루가 예전보다 훨씬 소중하거든요.

바지가 꽉 끼게 된 이후로 저는 겨우 제 몸이 심각한 사태에 빠졌다는 것을 깨달았습니다.

바로 그때쯤 집 근처에 스포츠센터가 생겼어요. 아마 제 상태가 걱정된 남편이 일부러 찾아봤겠죠. 남편은 이렇게 말했습니다.

"이런 데가 있다고 하는데 한번 가보는 건 어때?"

당시의 저는 전혀 그럴 기분이 아니었어요. 하지만 남편이 차로 데려다주겠다고까지 말하니 무거운 엉덩이를 털고 일어날 수밖에 없었습니다.

남편이 알려준 스포츠센터엔 일일 이용권이 있었어요. 운동이라고도는 해본 적 없는 저는 남편에게 같이 하자며 끈질기게 권했지만, 남편은 끝내 거부했어요.

이날이 운명의 1일이 될 줄은 당시의 저는 상상조차 하지 못했습니다.

나이 해방 삼시세끼

제 식단을 보고 가끔 독특하다고 하는 분도 있는 것이 사실이에요. 우선 아침과 저녁은 많이 먹어요. 낫토와 김치, 요구르트 등 발효식품을 남편과 함께 아침저녁으로 챙겨 먹습니다. 90대 노부부가 먹는 것치고는 양이 많다며 놀라워하시더라고요. 여담이지만 수십 년간 살아오면서 낫토 한 팩의 양이 줄어든 것 같아서 매일 두 팩을 먹지 않으면 성에 안 차요.

반면 점심은 가볍게 먹습니다. 과일 하나와 유산균 음료 정도만 먹는 경우가 많은 것 같네요. 운동할 때 몸이 무거운 건 싫거든요. 몸이 무거우면 졸리기도 하고요. 점심을 가볍게 먹음으로써 하루를 쾌적하게 보내고 있습니다.

아침
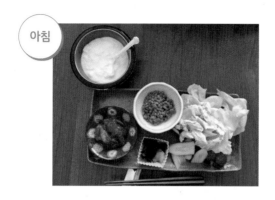

점심
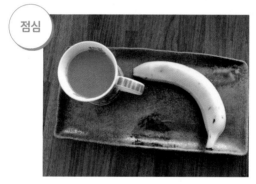

저녁
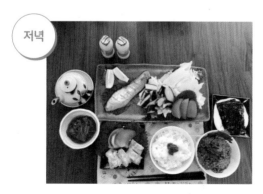

Chapter 5

✦

나의 인생 이야기

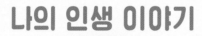

65대~90세

: 나이가 들수록 인생의 '전성기'를 맞이한다!

새로운 일을 시작하기에
너무 늦은 때란 없다

무언가에 몰입한 순간,
다른 것들은 전부 무시해도 괜찮다

'스포츠센터'와 저의 운명적인 만남이 시작된 것은 제가 65살일 때입니다. 처음에는 15kg이나 살이 찐 만큼 '살을 빼야지'라는 다이어트가 목적이었어요. 하지만 한번 체험해 보니 스포츠센터에서 하는 여러 프로그램이 너무 재밌지 뭐예요! 그전까지 스포츠 따위 해본 적도 없던 제가 운동하는 재미에 푹 빠졌어요.

앞에서 얘기했던 것처럼 스포츠센터 일일권을 이용하고 나서 운동하는 재미를 알게 된 저는 그 자리에서 정식으로 등록하

자고 마음먹었답니다. 집에 돌아오자마자 저는 남편에게 이렇게 말했어요.

"여보. 당장 스포츠센터에 등록할 거야!"

제가 다녔던 스포츠센터에서는 아침부터 밤까지 온종일 각종 클래스가 열렸습니다. 에어로빅, 요가, 훌라댄스, 스트레칭, 근력운동은 물론 수영장까지 갖춰져 있어서 수영도 할 수 있었어요. 회원이 되면 이 모든 걸 무제한으로 이용할 수 있어서 저는 그날그날의 기분에 따라 하고 싶은 클래스에 참가했답니다.

스포츠센터가 문을 여는 아침 10시부터 오후 5시까지 저는 센터에 콕 틀어박혀 나올 생각을 하지 않았어요. 마치 학교에 다니는 것처럼 각종 클래스에 참가하며 성실하게 스포츠센터를 다녔습니다. 눈 깜짝할 사이에 모든 클래스를 섭렵하게 되었지요. 이 에피소드를 이야기하면 많은 분은 이렇게 놀라워하거나 감탄합니다.

"처음부터 그렇게 운동하셨다니. 정말 대단하시네요."

에이, 설마 그럴 리가요! 65년이나 운동을 해본 적도 없고 뱃살이 몇 겹이나 접혔던 사람이었는데요. 당연히 처음에는 저 역시 아무것도 잘하지 못했습니다. 그렇다면 도대체 어떻게 했느냐고요? 교실 뒤편에서 그저 다른 사람들을 보고 있었답니다. 그렇게 뒤에서 지켜보다 보면 뭘 하고 있는지가 서서히 눈에 들어와요.

예를 들어 어려워 보였던 에어로빅도 '아, 같은 스텝을 반복하고 있구나' 같은 걸 알게 됩니다. 그런 감이 오면 그다음엔 틀리더라도 조금씩 몸을 흔들어봐요. 그러는 사이에 따라 할 수 있는 구간이 늘어나서 점점 춤추는 게 즐거워지더라고요. 그렇게 조금씩 교실 앞쪽에서 춤을 출 수 있게 되었답니다.

"60대 중반에 처음으로 스포츠센터에 다니는 게 부끄럽진 않으셨나요?"

이런 질문도 많이 받는데요. 결론부터 말하자면 전혀 부끄럽지 않았어요! 좋아하는 일에 몰입했을 때는 나이 같은 건 다들 신경 쓰지 않잖아요? 드라마에 푹 빠지거나, 수공예품을 만드는 재미에 시간 가는 줄 모를 수도 있고, 좋아하는 노래라면 몇 번이고 반복해서 실컷 부르는 것처럼 스포츠센터를 다니는 것도 저에겐 비슷했어요. '저 스텝을 완벽히 하려면 어떻게 해야 하지?'라는 생각만으로도 가슴이 설레고 머릿속이 꽉 찼거든요. 남의 시선 따위 신경 쓸 겨를이 없어요!

온종일 스포츠센터에 있는데 집안일은 어떻게 하는지도 자주 물어보시는데요. 간단해요. 저는 아침에 집안일을 전부 해치우고 집을 나선답니다.

예를 들면 아침밥을 지을 때 저녁 식사의 준비와 손질까지도 해둬요. 시금치 같은 나물을 살짝 데쳐두고 생선조림도 한번 푹 끓여 놓는 거지요. 그렇게 하면 운동이 끝나고 집에 돌아왔을 때 불을 사용하지 않고도 간단히 간만 맞춰 저녁밥을 차릴 수 있습니다.

딱 이 정도만 해도 1~2시간은 더 스포츠센터에 있을 수 있어요. 물론 남편도 불만이 없고요. 저만의 일거양득, 시간 단축법이라고도 할 수 있겠네요. 무언가에 푹 빠지면 이렇게 요령까지 좋아지는 게 아닐까 싶어요.

'도전'이야말로
우리를 빛나게 한다

"전 너무 바빠서 운동을 꾸준히 못 하겠어요. 끈기 있게 운동할 수 있는 팁을 알려주세요."

가장 많이 받는 질문입니다. 많은 분께서 운동을 꾸준히 이어가는 것을 어려워하기 때문일 거예요. 그래서 '나는 왜 매일같이 스포츠센터에 가는 게 그다지 힘들지 않았지?' 골똘히 생각해 봤습니다.

그리고 얼마 전에야 겨우 깨달았습니다. 제게 스포츠센터에 가는 시간은 '자유를 누리는 시간'이었다는 것을요. 다른 사람이 시켜서 무언가에 임하는 게 아니라 '하고 싶다'라는 나만의 의지로 무언가에 도전하는 것. 저에게는 스포츠센터에서 수강하는 수업들이 바로 그러했습니다.

여러분도 아시다시피 꽃다운 제 청춘은 다른 사람을 위한 시간으로 가득 찼거든요. 학창 시절에는 다른 사람들과 함께 어울려서 좋아하는 일을 자유롭게 해본 기억도 거의 없어요. 그럼에도 인생에 '되감기 버튼'이 없다는 사실도 잘 알고 있습니다. 그래서 눈앞에 자유로운 시간이 주어졌을 때 그것을 있는 힘껏 만끽했던 것이 아닌가 싶습니다. 끈기 있게 운동을 이어가지 못하는 분들은 의외로 자기 손에 쥐어진 자유의 사용법을 모르고 있기 때문일지도 모릅니다.

그런데 사실 '자유'만으로는 부족해요. 무언가를 하다 보면 금방 싫증이 나고 집중도 잘 안 되거든요. 이뤄보고 싶은 '목표'와 이에 도전하고자 하는 '도전 정신'을 세트로 가져야지만 무언가를 하고자 하는 의지가 불꽃처럼 활활 타오른답니다. 그러니 꼭 이것은 해보고 싶다는 나만의 버킷 리스트를 한번 만들어보세요. 댄스든 조깅이든 뭐든 좋아요. 그걸 향해서 조금씩 도전하다 보면 지금까지와는 다른 세계를 알게 되고, 그 결과 운동을 꾸준히 할 수 있게 될 거예요.

70대가 되면 '새로운 능력'을 더욱 갈고닦을 수 있다

돌이켜 보면 저는 특히 70대에 이런저런 것들에 도전했던 것 같습니다. 예를 들면 '수영'을 꼽을 수 있겠네요. 그 전까지는 수영장에 가서 물속에서 그저 걷기만 했습니다. 운동을 시작하기 전 가볍게 몸을 푸는 목적으로요. 그랬더니 어느 날 강사님이 제게 이렇게 말씀하시더군요.

"다키미카 씨, 수영을 한번 배워보는 건 어떠세요? 할 수 있으실 거예요."

이전에 수영을 해본 적이 없었던 터라 좀 놀랐지만 바로 해보고 싶어져서 도전했습니다.

처음엔 물속에서 걸으면서 호흡법만 연습했어요. 그러다 조금씩 헤엄치는 법을 배웠습니다. 나중에는 자유형뿐만 아니라 접

영까지 전부 마스터했답니다. 심지어 대회까지 출전하게 되어서 다이빙 자세도 연습했어요.

"아이고! 연세도 있으신 분이! 그러다 다치세요!"

이런 촌스러운 말은 하기 없기예요! 처음에는 수면에 배를 착착! 부딪힐 때마다 몸통이 새빨개졌습니다. 하지만 아픈 건 싫은 탓인지 몸이 자연스럽게 깨끗한 다이빙 자세를 익혀갔어요. 그 결과 2~3년 뒤에는 아마추어 수영대회에 출전하여 자유형과 평형 2개 부문에서 대회 신기록을 달성했어요. 큰 자신감을 얻었습니다.

비슷한 시기에 마라톤도 시작했어요. 이전보다 아침에 일찍 일어나서 조금씩 달리는 거리를 늘려나가는 연습을 했습니다. 그 결과 72살에 일본에서 열린 국제 시민 마라톤 대회 등에 출전하여 완주할 수 있었습니다.

바닥에 붙어서 두 다리를 180도로 쫙 펴는 다리 찢기 스트레칭도 73살이 되었을 즈음 마스터했어요. 몸이 굳어 있던 시절부터 3년이나 걸려서 천천히 계속해서 다리를 찢는 범위를 넓혔습니다.

그리고 누가 뭐라 해도 제 삶의 낙이 된 훌라댄스와의 만남을 언급하지 않을 수 없겠네요. 74살에 스포츠센터에서 운영한 프로그램에서 처음 배운 이후, 훌라댄스는 제 평생의 동반자가 되었답니다.

이렇게 새로운 일에 도전할 때마다 즐거운 추억이 쌓여가요. 역시 '나이는 그저 숫자에 불과하다'라는 말이 맞는 것 같습니다.

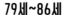

인간의 잠재력은
나이에 상관없이 무한하다

운명을 느꼈다면
무조건 그 기회를 잡는다

문턱이 닳도록 매일같이 스포츠센터를 드나들었던 70대 후반, 더 예뻐지고 싶다는 욕심이 생겼습니다. 그러던 어느 날 이런 꿈이 생겼어요.

'나도 서양의 여성처럼 엉덩이가 탄탄했으면 좋겠어!'

브라질의 리우데자네이루에서 열리는 축제에서는 아름다운 엉덩이를 가진 댄서분들이 매년 세계적으로 주목을 받잖아요? 저도 춤추는 걸 좋아하니까 그런 예쁜 엉덩이를 가질 수 있다면 좋겠다고 늘 바랐어요.

그런 유별난 제 꿈에 함께해 준 분이 바로 이 책의 감수자인 나카자와 도모하루 선생님입니다. 나카자와 선생님은 20대에 한 스포츠센터의 지점장이 됐을 정도로 피트니스 업계에서 최고의 인기를 구가하던 트레이너였습니다. 그런 '스승님'을 만났기 때문에 지금의 제가 있는 거라고 말해도 과언이 아니에요.

시간을 조금 거슬러 올라가 선생님과의 첫 만남을 좀 더 자세히 이야기해 볼까요? 저는 60대 때부터 줄곧 다녔던 집 근처 스포츠센터가 문을 닫는 바람에 다른 스포츠센터로 옮겨야 했어요. 그 새로운 스포츠센터의 지점장이 바로 나카자와 선생님이었습니다.

물론 처음에는 지점장과 일개 회원의 관계에 지나지 않았고, 선생님도 얼마 안 가 다른 곳으로 이동했습니다. 하지만 그 만남 이후로 약 7년 뒤의 일이었어요. 제가 다니고 있던 스포츠센터에 우연히 나카자와 선생님이 나타나셨습니다. 알고 보니 그날이 나카자와 선생님이 퍼스널 트레이너로서 독립한 '첫날'이었다고 해요!

그 사실을 알게 된 저는 "저를 가르쳐주세요!"라는 말이 입에서 자연스레 튀어나왔습니다. 즉, 제가 선생님의 제1호 수강생이 된 셈이죠. 참 신기한 인연이지요? 그 후로 나카자와 선생님과 제가 펼치는 이인삼각의 날들이 이어졌습니다. 그 당시 제 나이는 79살, 나카자와 선생님은 34살이었어요.

생각해 보니 그때 선생님은 제 딸보다도 훨씬 어렸네요. 그런데요, 여러분. 배움에 있어 나이에 연연하지 않는 것은 무척 중요해요. 나보다 나이가 어려도 가르침을 받고 싶은 훌륭한 분들은 셀 수 없이 많거든요. 나카자와 선생님은 운동을 가르친 경험이 풍부하고 무엇보다 인품이 좋은 분이세요. 그래서 전 선생님의 나이 따위는 조금도 신경 쓰이지 않았답니다.

'약점을 발견해 주는 사람'이야말로
진짜 인생의 스승

퍼스널 트레이닝을 받기 시작했을 무렵의 일입니다. 나카자와 선생님 앞에서 한 발로 서는 요가 자세를 해본 적이 있어요. '잘 버텨봐야지' 하는 마음과는 달리 겨우 몇 초 만에 휘청거리고 말았습니다. 그 당시엔 중심을 잘 잡지 못하는 저의 모습이 그렇게 고민이 되더라고요. 하지만 나카자와 선생님은 이렇게 위로해 주셨답니다.

"몸이 휘청거리는 건 다키시마 씨 잘못이 아니에요. 그저 '내 몸의 사용 설명서'를 몰라서 '체간'을 제대로 사용하지 못하기 때문이거든요. 앞으로 저와 함께 단단한 체간을 만들어가 봅시다!"

정말 놀랐어요. 스포츠센터에서 10년 이상 운동해 왔는데 체간이 약하다는 말도, 그래서 체간을 단련해야 한다는 이야기도 처음 들었거든요. 하물며 '내 몸의 사용 설명서'가 있다는 것도 전혀 몰랐지요.

살면서 본인이 자각하고 있지 못한 것들을 여러모로 배울 수 있는 시간은 쉽게 찾아오지 않습니다. 약점을 지적받으니 왠지 자극도 되면서 한편으론 기쁘기도 했어요. '어떤 일이든 본보기가 되는 선배가 있는 편이 낫다'는 이야기가 있지요. 저도 90대에 이르러서야 그 의미를 깨달았고, 날이 갈수록 그 뜻을 점점 더 절감하고 있답니다.

그러고 보니 나이를 먹을수록 갑자기 혈압이 상승하거나 '발살바 효과'라는, 몸에 힘을 주면 심박수가 올라가는 일이 종종 발생한다고 합니다. 그래서 그 당시 나카자와 선생님도 제가 그런 상태가 되지 않도록 운동 강도를 서서히 올리는 방식으로 훈련을 시켜주셨어요. 여러분도 처음부터 너무 격렬하게 운동하기보다는 천천히 운동 강도를 높여가며 몸을 길들이시면 좋겠습니다.

나이가 들수록
인생의 '전성기'를 맞이한다!

벌써 저의 도전기가 마무리되어 간다고 생각하는 건 아니겠죠? 지금부터 87살의 트레이너로서의 제가 탄생하기까지는 아직 8년이나 되는 세월이 더 걸린답니다.

80살에 처음으로 바벨 들기에 도전했고, 짐볼과 체간 트레이닝으로 다소 버거운 운동을 소화하기도 했습니다. 이 무렵에는 몸을 단련한다는 일념 하나로 선생님과 함께 특히 더 많은 것들에 도전했던 것 같아요.

제 인생은 후반부로 올수록 '전성기'를 맞이하게 된답니다. 제가 생각해도 신기할 정도예요. 결국 무언가를 꾸준히 지속한다는 것 자체가 제 활력의 원천이지 않나 싶어요.

"요즘 살맛이 안 나."

혹시 독자 여러분 본인이나 주변의 누군가가 이런 상태에 빠져 있다면 부디 자포자기하지 말아주세요. 좌절하고 모든 걸 놔버리기엔 너무 이르거든요.

'단 1초라도 무언가를 매일 계속하기'를 목표로 삼고 노력하다 보면 여러분의 남은 인생은 반드시 의미 있는 시간으로 채워져 갈 거예요.

일본 최고령

트레이너 탄생

최선을 다하다 보면
알아주는 사람이 반드시 나타난다

그 순간은 어느 날 갑자기 찾아왔습니다. 스승님이 다른 도시에서 수업을 하게 되어 한 명의 수강생으로서 저도 한 번쯤 선생님을 따라 그 수업에 참석한 날이었습니다.

처음에는 그저 편안하게 수업에 참여하려는 마음이었어요. 그런데 현지에 도착해 운동복으로 갈아입고 수업이 시작되기를 기다리고 있었는데, 어머나 세상에.

수업 시작 약 30분 전에 나카자와 선생님께서 제게 이렇게 말씀하시는 게 아니겠어요?

"오늘은 다키시마 씨가 수업을 진행해 주세요!"

그 말을 듣는 순간 저는 정말 정신이 쏙 빠지는 듯했어요. 머릿속은 새하얘졌습니다. 하지만 이미 이 멀고도 먼 다른 도시로 왔고, 나카자와 선생님은 진지하게 저를 설득하는 그런 상황에서 모든 걸 내던지고 도망치듯 돌아갈 수는 없잖아요?

저는 선생님께 협상하듯 이렇게 말했습니다. "강사로 무대 앞에 15분만 서도 괜찮나요?" 하지만 나카자와 선생님은 진지한 얼굴로 고개를 가로저으셨지요. "아니요, 그건 안 됩니다." 당연했습니다. 15분만 수업을 진행하는 트레이너가 세상에 있을 리 없으니까요!

그 후로는 선생님과 저의 입씨름이 시작되었습니다.

"전 못 해요!"

"아니요, 하실 수 있습니다."

"못 한다니까요!"

"할 수 있으시다니까요."

결국 저는 선생님의 뜨거운 열의와 진심 앞에 항복할 수밖에 없었습니다. 수업이 시작되기 직전에 저는 이렇게 말하고 말았지요.

"45분 꽉 채워서 수업 진행하겠습니다."

그렇게 마음먹은 것은 선생님의 열정에 설득된 이유도 있지만 지금껏 제가 살아오면서 겪은 수많은 경험들 덕분이었습니다. 본능적으로 '여기서 도망치면 안 돼!' 하는 생각이 들더라고요.

그리하여 현재 일본 최고령 헬스 트레이너인 제가 탄생하게 되었습니다. 물론 당시의 저는 선생님의 도움이 없었다면 혼자서 절대로 수업을 원활하게 이끌어 나가지 못했을 거예요. 나카자와 선생님의 도움 덕분에 제 인생 첫 강의를 무사히 마칠 수 있었지요. 그리하여 그날이 제가 트레이너로서 데뷔한 기념비적인 1일이랍니다.

여담입니다만 그때 선생님이 수업이 시작되기 직전에야 제게 수업을 맡긴 데에는 이유가 따로 있었습니다. 이래 봬도 제가 무대 울렁증이 엄청 심하거든요! 그런 저를 꿰뚫어 본 선생님의 배려였던 거죠.

해외에서도 '나이 해방 체조'에 열광하는 이유

트레이너가 된 이후 새롭게 배운 것들이 무수히 많아요. 의외

였던 점은 수강생분들이 '87살의 트레이너'라는 존재 그 자체에 흥미를 느낀다는 점입니다.

자기소개를 했을 뿐인데 "진짜로?!"라며 강연장이 술렁거리고 시범을 보였을 뿐인데 "우와, 대단해요!"라는 함성이 터져 나왔습니다. 평소처럼 바닥에 딱 붙어서 180도로 다리를 쫙 벌렸을 뿐인데 "우와!" 하는 감탄사가 울려 퍼졌고요.

이유인즉슨 저의 '나이' 그 자체가 설득력이 있다고 하더라고요. 하긴, 젊은 분들이 보시기엔 87살이나 먹은 저도 할 수 있는데 "저는 못 합니다" "저에게는 무리예요"라는 말을 하기가 좀 어려우시겠지요.

하지만 누구보다 저의 변화에 가장 놀라워한 사람은 가족들입니다. 남편도 처음엔 눈이 휘둥그레져서 어쩔 줄 몰라 했어요. 하지만 나중엔 "무리 되지 않는 선에서 열심히 해봐"라며 제 등을 두드려주었습니다. 딸들도 "엄마가 하고 싶은 대로 하면 돼!"라며 저를 응원해 주고 있어요.

첫 번째 수업 이후 저는 비정기적으로 수업을 열게 되었습니다. 코로나19 사태가 발발한 이후로는 수업을 온라인으로 진행했지요. 그 덕에 스마트폰과 태블릿 사용법을 배웠고, 지금은 자유자재로 온라인 수업을 할 수 있게 되었답니다.

얼굴이 알려지게 되면서 저에게 먼저 말을 걸어주시는 분들이 엄청나게 많아졌어요. 저도 이 사람 저 사람 가리지 않고 누구에게나 말을 거는 성격이라 먼저 말을 걸어주시는 것이 무척 설레고 기뻤습니다.

하지만 그렇게 많은 분들과 얘기를 하다 보니 하루 중 스포츠 센터에서 운동할 수 있는 시간이 점점 줄어들었어요. 그래서 이 참에 집을 운동할 수 있는 공간으로 개조해 보기로 마음먹었습니다. 코로나19 때문에 밖에서 운동하는 데 여러 제약이 있기도 해서 좋은 기회라고 생각했어요.

곧바로 거실에 있던 것들을 모두 처분한 후 거실을 연습 스튜디오로 개조했습니다. 지금은 집 안에서 제가 원하는 만큼 트레이닝을 할 수 있고, 온라인 수업을 통해 수강생분들과도 언제든 연결될 수 있어요. 여담입니다만, 제가 일찍 일어나게 된 것도 이런 식으로 연습 시간을 확보하기 위해서였습니다.

지금도 가끔씩 신기한 마음이 듭니다. 80대 후반에 접어들면서 인생이 점점 더 다이내믹해지다니! 참 오래 살고 볼 일이지요. 잡지 촬영 덕분에 태어나 처음으로 인조 속눈썹도 붙여봤고요, 인스타그램이나 페이스북과 같은 SNS에 음식이나 꽃 사진을 올리는 등, 매일 처음 해보는 일들로 가득해서 하루하루가 신선하게 느껴져요.

어느 날 독일의 한 미디어에서 제가 운동하는 모습을 담은 동영상을 소개했는데요, 해당 영상의 조회 수가 800만 회를 넘었다고 하더라고요. 그래서인지 독일에서 '나이 해방 체조'를 실제로 체험해 보고 싶다는 요청이 왔어요. 말 그대로 글로벌 수업이라 할 수 있지요. 물론 이것도 난생처음 해보는 일이에요.

말이 나온 김에 말씀드리자면 미국의 명문 하버드대학교에서 열린 '일본 연구'라는 이름의 수업에 소개된 적도 있답니다. 해당 수업을 기획한 교수님이 말씀하시기를 '파워 에이징'이라고 하는 제 슬로건이 학생들에게도 무척 인상 깊었던 모양이에요. 왠지 의욕이 샘솟는다나요?

이 외에도 러시아, 브라질, 말레이시아 등 세계 각지에서 나이 해방 체조에 대한 성원이 끊임없이 들려오고 있습니다.

여기까지가 저의 이야기입니다. 90년이나 살아온 터라 생각했던 것보다 훨씬 더 장대해졌네요. 만약 제 인생 이야기가 여러분 인생의 열정을 일깨울 작은 불씨가 된다면 그 이상의 기쁨은 없을 것 같습니다.

저는 '최선을 다하다 보면 그걸 알아주는 누군가가 반드시 나타난다'라는 법칙이 있다고 믿어요. 심지어 무언가 보이지 않는 거대한 힘이 내가 노력한 만큼 나에게 선물을 보내주는 것 같다는 기분을 느낀 적도 있어요.

그러니 여러분의 노력은 반드시 보상받게 될 겁니다. 87살의 평범한 할머니였던 제가 '최고령 헬스 트레이너'가 되는 꿈같은 일도 이루어졌는걸요. 저보다 젊은 여러분에게는 더 많은 기회가 찾아올 거예요.

100세 시대, '안정적인 생활'보다 '덕질'을 추천한다

젊은 분들은 제게 이런 질문도 자주 하시더라고요.

"연로하신 부모님께 어떤 운동을 권하면 좋을까요?"

확실히 나이를 먹으면 중심을 잃고 쓰러지거나 발이 걸려 넘어질 위험이 커집니다. 그런데 쓰러지거나 넘어지는 것 모두 근력이 저하되어 몸을 효율적으로 사용하는 방법을 잊었기 때문이랍니다.

그래서 실은 '집에서 조용히 안정을 취하는 것'은 오히려 위험해요. 그럴수록 점점 더 몸의 기능이 저하되기만 하거든요. 조금씩이라도 괜찮으니까 나이 해방 체조를 시험 삼아 한번 해보셨으면 좋겠습니다.

운동과 담을 쌓고 지냈다고 해서 운동하는 것을 두려워하지 마세요. 처음엔 잘 안 되는 게 당연해요. 매일 1분씩이라도 꾸준히 계속하면 1년 뒤에는 반드시 지금보다 몸을 가볍게 움직일 거예요. 제 경험상 그건 확실합니다. 제가 증명이요. 그러니 운동을 게을리하지 마세요!

그리고 젊은 분들께도 한마디 전합니다. 무언가에 푹 빠져 있는 대상이 없을 때 삶이 무료하게 느껴진 경험이 있지 않나요? 나이에 상관없이 내가 '좋아하는 것'과 '몰입하는 것'이 없을 때는 괜히 기분이 처지는 것은 당연합니다.

최근에 새롭게 배운 단어가 하나 있는데요. 요즘 말로 좋아하는 연예인이나 취미 등에 푹 빠져 사는 것을 가리켜 '덕질'이라고 하더군요. 저는 그 '덕질'이라는 단어가 무척 매력적으로 느껴집니다. 운동이 아니어도 괜찮아요. 취미든 뭐든 좋아하는 만큼 푹 빠져서 즐기면 돼요. 몇 살이 됐든 푹 빠져서 정신없이 지낼 무언가가 있다면 인생을 더 행복하게 보낼 수 있습니다. 100살이나 살 수 있는 시대가 되었으니 조금이라도 더 많이 몸을 움직여서 좋아하는 것에 푹 빠져 살아봅시다.

마음이 움직이면 몸도 움직입니다. 몸이 움직이면 마음도 움직여져요. 여러분의 행복한 100년을 기원합니다!

'사소한 포기'부터
없애봅시다

여러분은 평소에 '포기하는 습관'에 시달리고 있지 않으신가요?

"방을 치우거나 정리 정돈하는 건 포기했어."

"자기 계발을 위해 공부하는 건 지금으로서는 무리야."

"식사 준비는 포기야. 배달을 시킬까?"

"도저히 밖에 나갈 수 없어. 외출은 포기야."

저마다 각양각색의 다양한 '포기' 대상이 있을 거예요.

하지만 포기는 습관이 됩니다. 일단 한 번 작은 일을 포기하게 되면 도중에 그만두는 일들이 마치 눈사태처럼 점점 불어나서 어느새 심각한 고민으로 발전하는 경우도 있습니다.

실제로 제가 트레이너로 데뷔한 후 3년 동안 정말 많은 분께 비슷한 SOS 메시지를 받았습니다.

"더 이상 못 버티겠어요. 퇴사하려고요"라며 재직 중인 회사에서 더는 일하지 못하겠다고 생각한 30대 여성도 있었고요. "이제 더는 살고 싶지 않아요." 이런 내용을 담은 메일도 실은 꽤나 받았답니다. 코로나19로 일상생활에 큰 변화를 겪으며 다들 많이 괴로우셨던 것 같습니다.

그런데요, 몇 번인가 그분들과 메일을 주고받자 놀라운 변화가 일어났습니다. 어느새 모두 "퇴사하지 않으려고요. 제가 좋아하는 일이니까 포기하지 않겠습니다"라고 대답해 주시고 "포기하지 않고 계속 살아보겠습니다"라는 긍정적인 답변을 보내주셨거든요!

'이렇게 평범하기만 한 나도 누군가에게 조금이나마 도움을 줄 수 있구나'라는 생각이 들자 '태어나길 잘했다', '나도 누군가에게 도움을 주는 존재가 될 수 있구나'라는 생각에 가슴 한편이 뜨거워졌답니다.

제 이름인 '미카'에는 '향기로운 미래'라는 의미가 담겨 있습니다. 그리고 요즘 저는 제 이름에 걸맞은 삶을 무사히 완수한 것 같다고 생각하게 되었습니다. 그러고 이제는 여러분의 미래를 '향기로운 것'으로 만들면서 살고 싶어요. 진심으로요!

　특별한 능력이나 재능이 없어도 괜찮아요. 분명 누구든지 무엇이든 할 수 있습니다. 저도 65살이 되어서야 운동을 시작한, 그저 평범한 할머니였는걸요.

　책의 서두에서 밝혔던 것처럼 제 꿈은 전 세계에서 '포기'를 없애는 것이랍니다. 지금은 우선 일본에서 '포기'를 없애기 위해 전국 방방곡곡을 돌아다녀 보려 합니다. 그다음엔 전 세계에 있는 분들의 기운을 북돋아 주고 싶어요. 그때를 대비하여 영어 공부는 이미 시작했답니다. 이 책을 읽고 있는 여러분도 반드시 만나러 가겠습니다.

　자, 우리 서로 만나게 될 그 날까지 건강하게 잘 지냅시다.
　절대로 포기하시면 안 돼요!

　　　　　　　　　　　　　　　　　　　　다키시마 미카

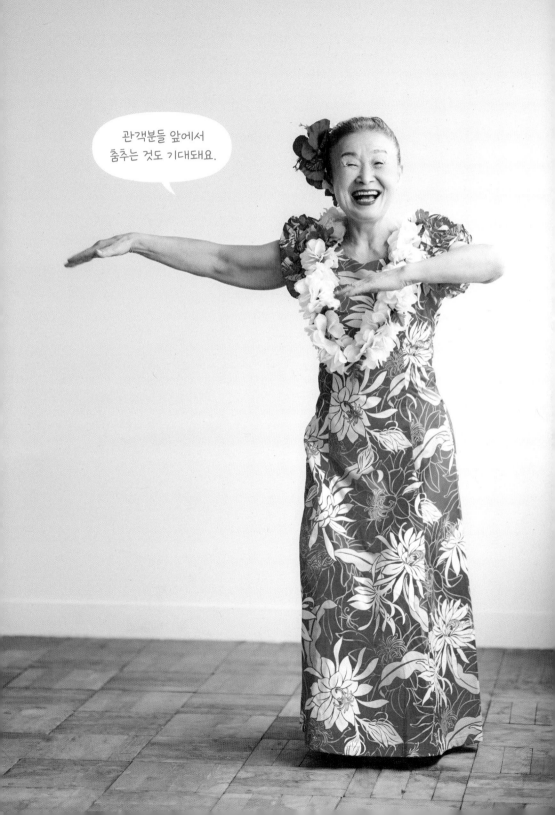

제2의 '다키미카'는
당신입니다

제가 다키시마 할머니와 만난 건 약 20년 전입니다. 그리고 할머니의 퍼스널 트레이닝을 담당하기 시작한 것은 그로부터 약 7년 뒤 제가 34살, 다키시마 씨가 79살일 때였습니다.

그 당시 저는 프리랜서로서 독립한 지 얼마 안 됐을 때였는데요. 회사의 간판은 물론 든든한 뒷배도 없는 저의 가치를 인정해주고 '제1호 퍼스널 트레이닝 수강생'이 되겠다며 손을 번쩍 들어주신 분이 바로 다키시마 씨였습니다.

당시 다키시마 씨는 지금처럼 몸에 근육이 붙어 있지 않은 평범한 65살의 할머니였습니다. 그러나 최선을 다해 훈련을 거듭하여 몸과 마음을 건강하게 만들어나갔습니다.

다키시마 씨와 함께 달려온 지 약 8년이 지난 어느 날, 문득 할머니를 수강생으로만 두기에는 너무 아깝다는 생각이 들었습니다. 이런 생각에서 87살이었던 다키미카 씨를 '일본 최고령 트레이너'로 발탁했습니다. 그 이후, 다키미카 씨는 상상 그 이상으로 다양한 분야에서 활발히 활동하게 되었습니다.

현재 활발히 활동 중인 할머니의 모습을 보노라면 한 가지 떠오르는 생각이 있어요. 제 아버지는 말년에 "이제 나이도 먹을 만큼 먹었으니 그건 못 하겠다" 하고 지레 포기하는 일이 많았습니다. 그로부터 얼마 지나지 않아 아버지는 일흔하나라는 젊은 나이에 세상을 뜨셨지요. 직접적인 사인은 급성 심근경색이었어요. 하지만 아버지를 죽음에 이르게 한 진짜 원인은 '오랜 시간 이어진 활동 부족'입니다.

일밖에 모르셨던 아버지는 정년퇴직 후에 무기력함에 시달리며 그저 집 안에 틀어박혀 지내셨습니다. 매일 텔레비전만 봤고, 산책할 생각조차 하지 않으셨지요. 그런 아버지께 저는 퍼스널 트레이너로서 "몸을 좀 움직이세요"라며 운동을 시켜보려 여러모로 노력해 봤습니다. 하지만 겨우 그런 말로 운동에 흥미가 없던 아버지의 마음이 움직이지 않았습니다. 억지로 등록한 헬스장은 금방 그만두셨고, 아버지를 위해 보내드린 각종 운동기구도 공간만 차지하는 애물단지 취급을 받다가 어느샌가 처분되었습니다. 온종일 앉아 있기만 하던 아버지의 종아리에는 커다란 혈전이 생겼고, 이윽고 심장의 혈관까지 혈전으로 막혀버렸습니다.

예전에는 '왜 아버지를 살리지 못했을까?' 하며 자괴감에 빠져 괴로워하곤 했습니다. 하지만 지금의 다키미카 씨와 할머니의 수강생들을 보며 이제야 겨우 깨달은 사실이 하나 있습니다. 바로 '마음이 움직여야 몸을 움직이고 싶어진다'는 것입니다. 즐겁게 운동하는 다키미카 씨를 보면 요즘에는 이런 생각이 들어요. '생전에 아버지가 다키미카 씨를 봤다면 무슨 말씀을 하셨을까. 만약 그랬다면 아버지도 마음이 동해서 운동을 하고 싶어지지 않았을까?' 어쩌면 아버지는 하늘에서 다키미카 씨를 내려다 보며 바로 운동을 시작했을지도 모르겠네요. 부디 그러시길 진심으로 바랍니다.

많은 분들이 운동이 습관이 되지 않아 괴로워하시지요. 그런 분들에게 오랜 시간 운동 전문가로 일해온 제가 해드릴 수 있는 확실한 조언은 딱 한 가지입니다.

좀처럼 운동을 꾸준히 하지 못할 때나 왠지 기운이 없을 때. 그럴 때는 부디 다키미카 씨의 모습과 조언을 꼭 떠올려 주시길 바랍니다. 다키미카 씨는 수업 중에 언제나 활짝 웃는 얼굴로 이렇게 말하며 수강생들을 격려합니다.

"힘들 땐 못해도 괜찮아요. 단, 포기하지만 마세요!"

"1분이라도 괜찮아요! 매일 꾸준히 해주세요!"

'못해도 괜찮다.'

'매일 꾸준히만 하자.'

이 말들은 얼핏 모순된 것처럼 보이지만 다키미카 씨가 전하고자 하는 메시지의 핵심은 같습니다.

"즐겁게 꾸준히 운동합시다!"

즐기는 것과 꾸준히 지속하는 것은 하나입니다. 그러니 여러분은 무슨 일이 있을 때마다 다키미카 씨의 생기발랄한 모습과 햇살 같은 미소를 떠올려 주시길 바랍니다. 그러면 무거웠던 마음이 한결 가벼워질 거예요.

이 책은 나이 해방 체조의 '운동 방법'뿐만 아니라 다키미카 씨가 삶을 대하는 태도를 통해 '건강하게 인생을 사는 삶의 방식'을 전하고자 했습니다. 다키미카 씨의 긍정적인 삶의 태도에는 '즐겁게 꾸준히 지속하기'의 힌트가 담겨 있어요. 독자 여러분이 살면서 마주하는 여러 순간에 이 책이 조금이나마 도움이 될 수 있다면 감수자로서 무척 기쁠 것 같습니다.

마지막으로, 다키미카 씨 역시 어디에서나 흔하게 볼 수 있는 65살의 평범한 할머니였다는 것을 잊지 마세요. 그렇기에 20년간 다키미카 씨를 지켜봐 온 저만이 할 수 있는 말을 마지막으로 전합니다.

'제2의 다키미카'는 바로 이 책을 읽고 있는 '당신'이라고.

나카자와 도모하루

감수자 나카자와 도모하루(中沢智治)

다키미카 전속 트레이너, ㈜파워에이징 대표. 대학에서 배구부 주장으로 활약하다 대형 스포츠센터에서 근무를 시작, 고객들이 대기표를 뽑고 기다릴 정도로 인기 있는 퍼스널 트레이너가 되었다. 2009년 5월 독립 후 운동상담가 및 퍼스널 트레이너로 활동하며 10년간 약 2500명의 제자를 육성했다. 2020년 11월에는 ㈜파워에이징을 창립해 본인의 1호 제자이자 이 책의 저자인 다키시마 미카와 함께 '나이 해방 체조'를 시작, 100세까지 건강하게 나이 먹기 위한 라이프 스타일을 알리는 데 힘쓰고 있다.

일본 최고령 트레이너 할머니의 60부터 시작하는 나이 해방 운동법

92세 할머니 기적의 근력운동

초판 1쇄 인쇄 2024년 2월 13일
초판 1쇄 발행 2024년 2월 20일

지은이 다키시마 미카
옮긴이 김연정
감수 나카자와 도모하루
펴낸이 김선식

부사장 김은영
콘텐츠사업본부장 박현미
책임편집 이한결 **책임마케터** 문서희
콘텐츠사업7팀장 김단비 **콘텐츠사업7팀** 권예경, 이한결, 남슬기
마케팅본부장 권장규 **마케팅1팀** 최혜령, 오서영, 문서희 **채널1팀** 박태준
미디어홍보본부장 정명찬 **브랜드관리팀** 안지혜, 오수미, 김은지, 이소영
뉴미디어팀 김민정, 이지은, 홍수경, 서가을, 문윤정, 이예주
크리에이티브팀 임유나, 박지수, 변승주, 김화정, 장세진, 박장미, 박주현
지식교양팀 이수인, 염아라, 석찬미, 김혜원, 백지은
편집관리팀 조세현, 백설희, 김호주 **저작권팀** 한승빈, 이슬, 윤제희
재무관리팀 하미선, 윤이경, 김재경, 이보람, 임혜정
인사총무팀 강미숙, 지석배, 김혜진, 황종원
제작관리팀 이소현, 김소영, 김진경, 최완규, 이지우, 박예찬
물류관리팀 김형기, 김선민, 주정훈, 김선진, 한유현, 전태연, 양문현, 이민운
외부스태프 디자인 정윤경

펴낸곳 다산북스 **출판등록** 2005년 12월 23일 제313-2005-00277호
주소 경기도 파주시 회동길 490 다산북스 파주사옥
전화 02-704-1724 **팩스** 02-703-2219 **이메일** dasanbooks@dasanbooks.com
홈페이지 www.dasanbooks.com **블로그** blog.naver.com/dasan_books
용지 아이피피 **인쇄** 한영문화사 **코팅 및 후가공** 평창피엔지 **제본** 한영문화사
ISBN 979-11-306-5086-9 03510

다산북스(DASANBOOKS)는 독자 여러분의 책에 관한 아이디어와 원고 투고를 기쁜 마음으로 기다리고 있습니다.
책 출간을 원하는 아이디어가 있으신 분은 다산북스 홈페이지 '투고원고'란으로 간단한 개요와 취지, 연락처 등을 보내주세요.
머뭇거리지 말고 문을 두드리세요.

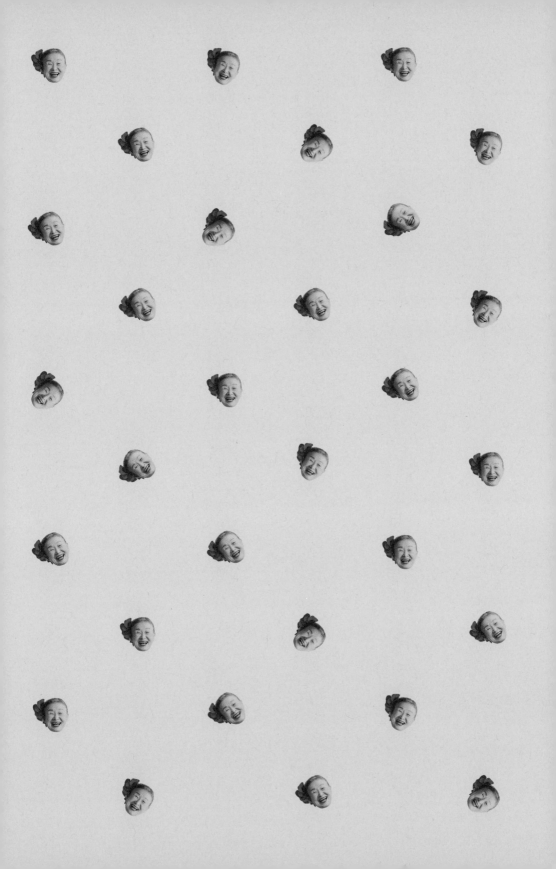

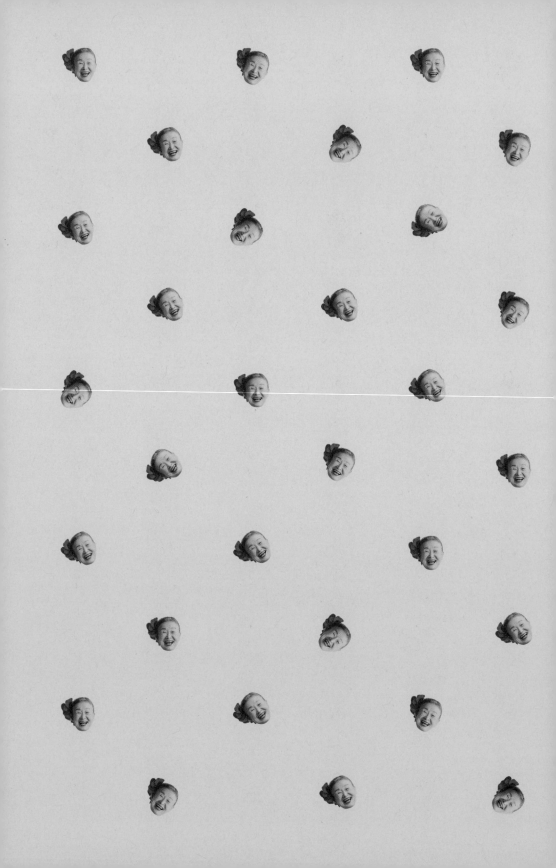

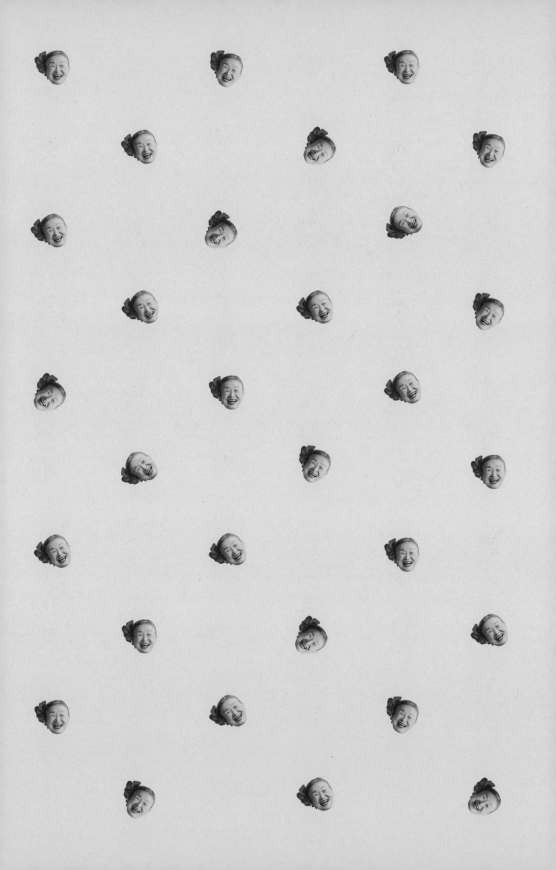

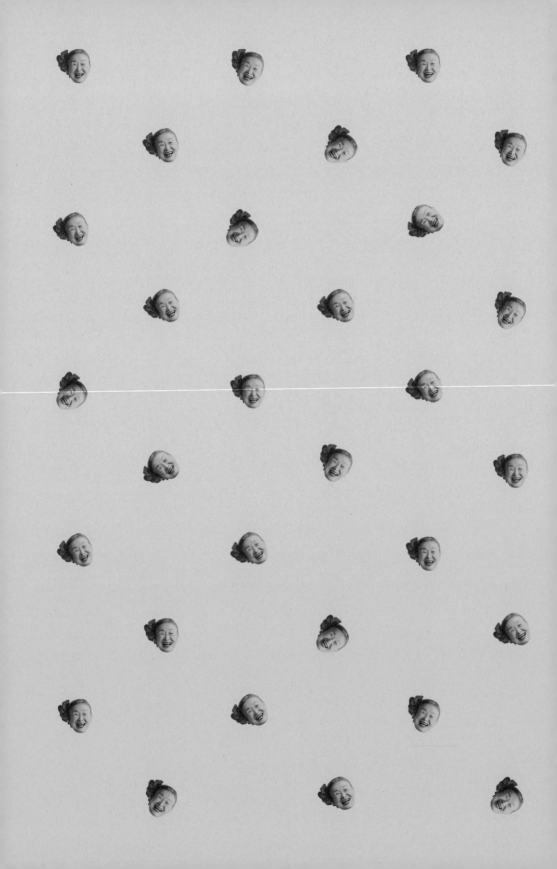